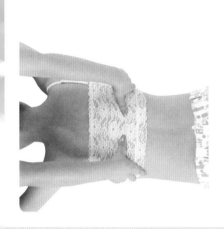
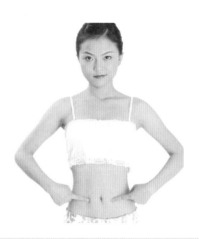
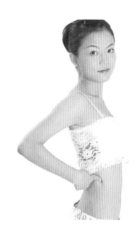

轻松拔罐

崔芳囡　农　艳◎编著

一学就会

中国中医药出版社

·北京·

图书在版编目（CIP）数据

轻松拔罐一学就会 / 崔芳囡，农艳编著 . —北京：中国中医药
出版社，2016.4

（家庭保健自疗全书最新彩图版）

ISBN 978–7–5132–3136–7

Ⅰ . ①轻…　Ⅱ . ①崔…　②农…　Ⅲ . ①拔罐疗法—图
解　Ⅳ . ① R244.3–64

中国版本图书馆 CIP 数据核字（2016）第 010560 号

中 国 中 医 药 出 版 社 出 版

北京市朝阳区北三环东路 28 号易亨大厦 16 层

邮政编码　100013

传真　010 64405750

北京瑞禾彩色印刷有限公司印刷

各地新华书店经销

*

开本 787×1092　1/16　印张 13.5　字数 298 千字

2016 年 4 月第 1 版　2016 年 4 月第 1 次印刷

书号　ISBN 978–7–5132–3136–7

*

定价　68.00 元

网址　www.cptcm.com

如有印装质量问题请与本社出版部调换

版权专有　侵权必究

社长热线　010 64405720

购书热线　010 64065415　010 64065413

微信服务号　zgzyycbs

书店网址　csln.net/qksd/

官方微博　http : //e.weibo.com/cptcm

淘宝天猫网址　http : //zgzyycbs.tmall.com

出版说明

　　保健在中国有着悠久的历史，早在春秋战国时期的中医学经典著作《黄帝内经》中就全面地总结了先秦时期的养生经验，明确提出"圣人不治已病治未病"的养生观点。数千年来，历代的中医药学家和养生学家不断地积累和总结流传于民间的养生保健经验，形成了很多有效的传统养生保健方法，比如按摩、艾灸、拔罐、耳穴疗法、食疗、针灸、五禽戏、太极拳等。除针灸外，其他方法大多普通老百姓可以自行操作。经常使用这些简便易行的方法，对养生保健、强身健体、预防疾病有特殊的疗效。

　　为此，我们策划了这套《家庭保健自疗全书最新彩图版》丛书，分为《轻松按摩一学就会》《轻松艾灸 一学就会》《轻松拔罐 一学就会》《耳穴治病 一学就会》《面诊治病 一学就会》，共 5 个分册。本套书全部选用彩色穴位图讲解，语言深入浅出，内容权威实用，从专业角度对中医传统治疗方法（如艾灸、拔罐、按摩等）进行了介绍，以简单易懂的语言讲述常见病症的保健和自疗法及操作技巧，更有日常生活中强身健体的贴心提示。

　　父母年事已高，做点什么能够益寿延年？儿女活泼可爱，怎么做才能健壮成长？你的他（她）每日操劳，做点什么能够对抗衰老？自己辛苦工作，怎么做才能减压防病？健康人怎么保健更合理？小毛病怎么自我调养好得快？在这套书里都能找到答案。

　　一书在手，让你远离疾病，健康常伴！

出版者

2016 年 1 月

CONTENTS | 目　录 ▶▶▶

▶ 第一章　拔罐必修课 / 1

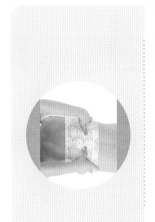

什么是拔罐·······················3

了解罐具的种类·················4

体位的选择·····················6

经常用到的经络和腧穴·········8

找准穴位的窍门···············25

常用的拔罐方法···············29

拔罐的适用范围···············32

哪些人不宜拔罐···············33

拔罐的注意事项···············34

拔罐前的准备·················35

拔罐时间的掌握···············36

起罐的方法及拔罐后的处理·····37

晕罐的处理···················38

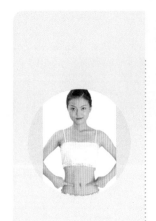

慢性疲劳综合征·······41

空调综合征·······44

偏头痛·······46

失眠·······48

眩晕·······50

感冒·······52

发热·······54

中暑·······56

咳嗽·······59

哮喘·······61

高血压病·······63

冠心病·······65

厌食症·······67

胃痛·······69

呕吐·······71

呃逆·······73

腹痛·······75

胁痛·······77

便秘·······79

腹泻·······81

痔疮·······83

糖尿病·······85

高脂血症……………………………………87

落枕…………………………………………89

颈椎病………………………………………91

肩周炎………………………………………93

网球肘………………………………………95

腰椎间盘突出症……………………………97

急性腰扭伤…………………………………99

腰肌劳损…………………………………101

坐骨神经痛………………………………103

足跟痛……………………………………105

风湿性关节炎……………………………107

痿证………………………………………110

偏瘫………………………………………112

湿疹………………………………………115

荨麻疹……………………………………117

皮肤瘙痒症………………………………119

近视眼……………………………………121

麦粒肿……………………………………123

鼻窦炎……………………………………125

鼻衄（鼻出血）…………………………127

咽炎………………………………………129

耳鸣………………………………………132

牙痛………………………………………134

口腔溃疡…………………………………136

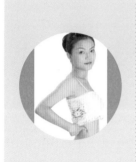

美丽女人养颜经·································· **141**

痤疮·· 141

黄褐斑·· 143

肥胖·· 145

皮肤粗糙······································ 148

眼袋·· 150

乳房下垂······································ 152

经前期乳房胀痛································ 155

痛经·· 157

月经不调······································ 159

功能性子宫出血································ 161

白带异常······································ 163

更年期综合征·································· 166

悄然解决男人"不能说的痛"·············· **168**

阳痿·· 168

遗精·· 171

早泄·· 174

不育·· 177

前列腺炎······································ 180

前列腺增生···································· 182

守护宝贝健康······························ **185**

小儿高热······································ 185

小儿顿咳…………………………………………… 188

小儿痿证…………………………………………… 190

小儿腹泻…………………………………………… 193

小儿厌食…………………………………………… 195

小儿疳积…………………………………………… 197

小儿遗尿…………………………………………… 200

小儿多动症………………………………………… 203

第一章

拔罐必修课

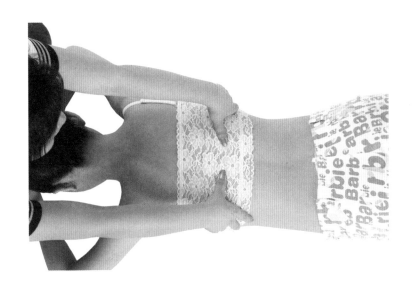

什么是拔罐

拔罐古称"角法",早在汉代《五十二病方》中就有记载,是我国历史最悠久的治疗方法之一。拔罐是以各种罐为工具,利用燃烧、抽气等方法,造成罐内负压,吸附于人体的特定部位,引起皮肤充血或瘀血,以治疗疾病的方法,具有温经通络、祛湿散寒、平衡阴阳、拔毒排脓、活血行气等功效。

了解罐具的种类

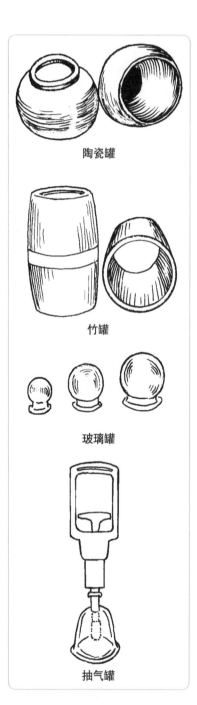

陶瓷罐

竹罐

玻璃罐

抽气罐

角罐：最古老的拔罐工具，是截下动物的角，取其角质，将中间制成空筒，截断处边缘打磨平滑制成。优点：吸附力强，易操作。缺点：不易消毒，由于不透明，不宜做刺络拔罐用。最常见的是牛角罐，最珍贵的是犀角罐。由于取材不便，现已很少使用。

陶瓷罐：用陶土烧制而成的不同规格的罐体。优点：吸附力较大，消毒方便。缺点：质重，不便携带，容易破碎。

竹罐：用老竹子制成。优点：取材容易，制作简便，价格低廉，轻巧不易破碎，能吸收药液，多用中药煎煮后制成药罐。缺点：容易燥裂漏气，吸附力小。

玻璃罐：由玻璃制成，是目前临床上应用最广泛的罐具。优点：罐口光滑，吸附力强，易于高温消毒，透明，便于观察罐内的情况。缺点：容易破碎。

金属罐：用铜、铁等金属加工而成，目前很少应用。优点：导热性好，吸附力强，不易破碎。缺点：传热太快，容易烫伤，过于笨重。

电罐：是运用现代科学技术研制而成的一种集温热、磁疗、电针等方法为一体的新型罐具。优点：温度和负压可控，使用安全。缺点：体积大，成本高，携带不便，不能实施其他手法。

橡胶罐：用橡胶为原料制成的一种罐具。优点：

操作简便，携带方便，不易破碎，不必用火。缺点：吸附力不强，不能实施其他手法，没有温热感，不能高温消毒。

抽气罐：利用机械抽气原理，造成罐内负压，用有机玻璃制成的一种新型罐具。优点：罐体透明，便于观察，罐内负压可调，体态轻盈，便于携带。缺点：无温热感，不能用于走罐。

代用罐：生活中随手可得的一些生活用品可临时用来拔罐，如酒杯、茶碗、罐头瓶等，这些代用品罐口平整，取材方便，非常实用。

体位的选择

拔罐前要根据拔罐的部位选择适宜的体位。体位的选择一是要充分暴露施治部位，二要使患者舒适持久，三要使施术者操作方便。拔罐常用的体位有以下五种：

1. 仰靠坐位

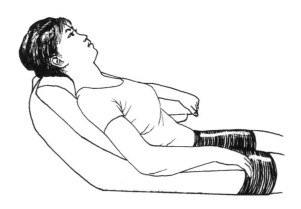

仰面靠坐于椅子上的坐位。适用于头面、颈肩、前胸、膝踝等部位的拔罐。

2. 俯伏坐位

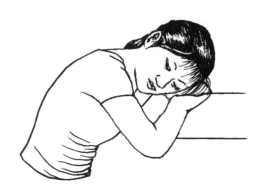

头部俯伏于桌面的坐位。适用于颈项、脊椎、腰背等部位的拔罐。

3. 仰卧位

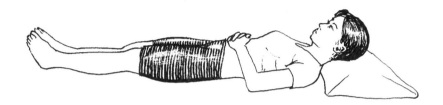

自然平躺于床上，双下肢自然平伸，膝下可垫软枕。适用于头面、胸腹、上下肢内外侧等部位的拔罐。

4. 俯卧位

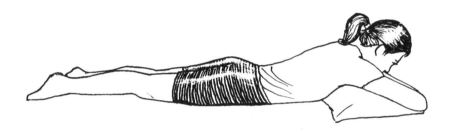

自然俯卧于床上，双上肢自然弯曲垫放在颏下。适用于项背、腰臀及下肢后侧等部位的拔罐。

5. 侧卧位

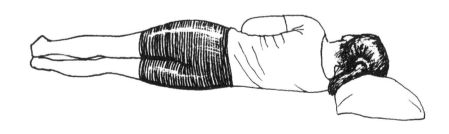

自然侧卧于床，双下肢自然弯曲，或近床的下肢伸直，远床的下肢屈曲。适用于颈肩、胸胁、髋膝及下肢外侧等部位的拔罐。

经常用到的经络和腧穴

拔罐是在中医经络理论的指导下，对疾病进行治疗的一种方法。因此，掌握好经络和腧穴的位置，能更好地发挥拔罐的疗效。

1．了解经络

经络是人体气血运行的通道，其"内属脏腑，外络支节"，将人体内外连贯起来，成为一个有机的整体。人体经络系统由十二经脉、奇经八脉、十二经别、十五络脉、十二经筋、十二皮部组成。十二经脉和任脉、督脉合称为十四正经。

（1）十四正经的体表循行

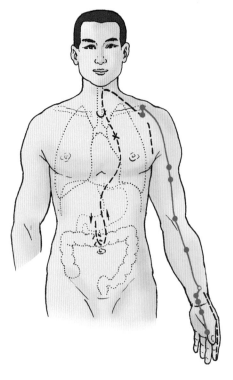

手太阴肺经

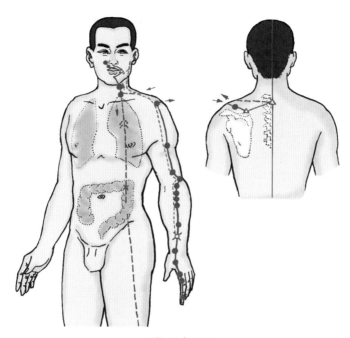

手阳明大肠经

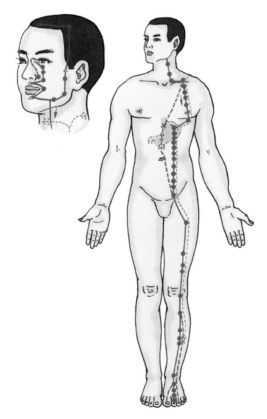

足阳明胃经

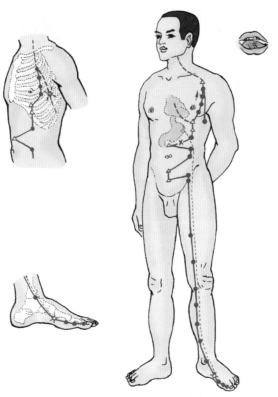

足太阴脾经

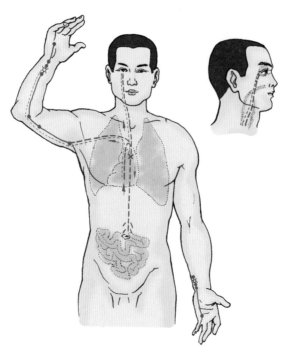

手少阴心经

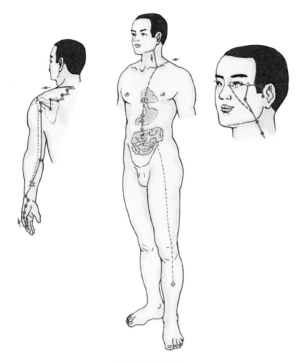

手太阳小肠经

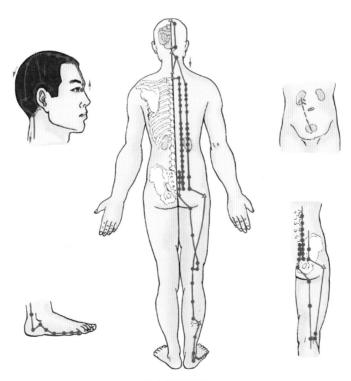

足太阳膀胱经

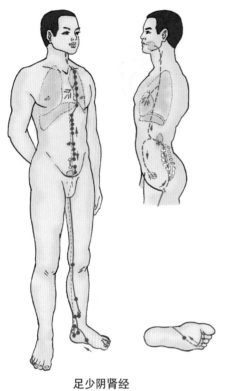

足少阴肾经

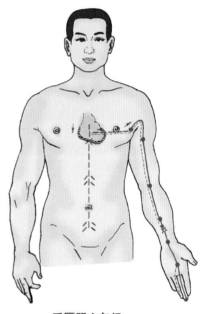

手厥阴心包经

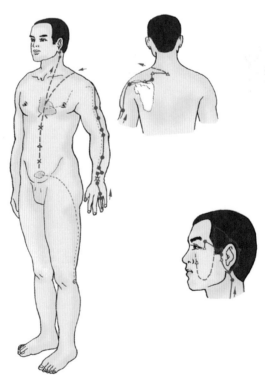

手少阳三焦经

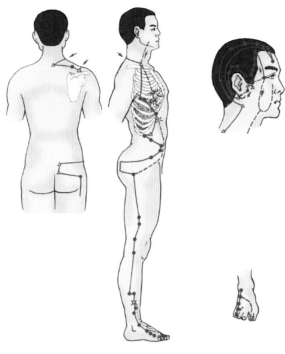

足少阳胆经

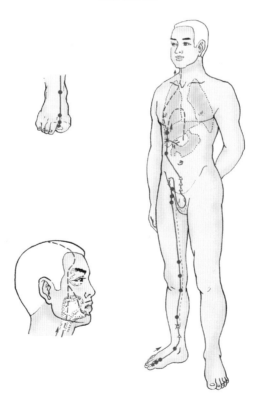

足厥阴肝经

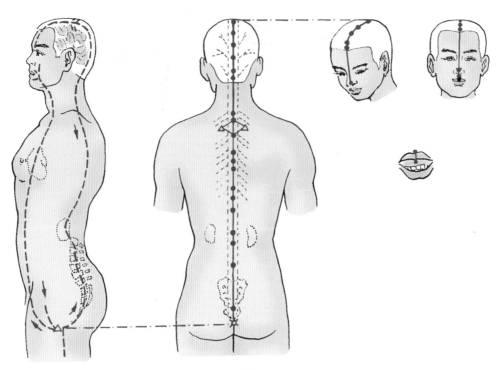

督脉

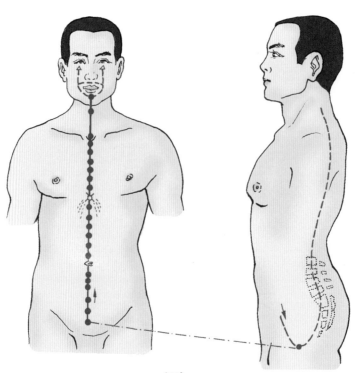

任脉

（2）十四正经的流注表

衔接部位	经脉名称	外部循行	内部络属	循行时间	衔接部位
肺内	手太阴肺经	胸旁→上肢内侧前→大指	属肺，络大肠	寅时	
鼻旁	手阳明大肠经	鼻旁←颈←肩前←上肢外侧前←次指	属大肠，络肺	卯时	手次指端
	足阳明胃经	目下→面周→颈前→胸腹第2侧线→下肢外侧前→次趾	属胃，络脾	辰时	
心中	足太阴脾经	胸腹第3侧线→下肢内侧前、中←大趾内	属脾，络胃	巳时	足大趾内端
	手少阴心经	腋下→上肢内侧后→小指	属心，络小肠	午时	
内眦	手太阳小肠经	耳前←颈←肩胛←上肢外侧后←小指	属小肠，络心	未时	手小指端
	足太阳膀胱经	内眦→头顶第1侧线→项后→背腰第1、2侧线→骶→下肢外侧后→小趾	属膀胱，络肾	申时	
胸中	足少阴肾经	胸腹第1侧线←下肢内侧后←足心←小趾下	属肾，络膀胱，络心	酉时	足小趾端
	手厥阴心包经	乳旁→上肢内侧中→中指	属心包，络三焦	戌时	
外眦	手少阳三焦经	眉梢←耳后←颈←肩后←上肢外侧中←无名指	属三焦，络心包	亥时	手无名指端
	足少阳胆经	外眦→头颞→项侧→胁腰侧→下肢外侧中→第4趾	属胆，络肝	子时	
肺内	足厥阴肝经	胁部←阴部←下肢内侧中、前←大趾外	属肝，络胆	丑时	足大趾外端
	督脉	胞宫→脊柱→风府→脑→巅顶→鼻柱			
	任脉	胞宫→阴毛→腹里→关元→咽喉→目			

2.身体各部常用腧穴

腧穴是脏腑经络气血传输出入的特殊部位，是拔罐、针灸、按摩治疗疾病的特定位置。腧穴分为经穴、经外奇穴、阿是穴。经穴是分布于十四正经上的穴位；经外奇穴是指有固定的名称和位置，又不在十四正经上的穴位；阿是穴是"以痛为腧"，指以病痛局部或与病痛有关的敏感点作为穴位。

（1）头面部常用腧穴

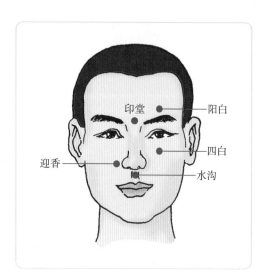

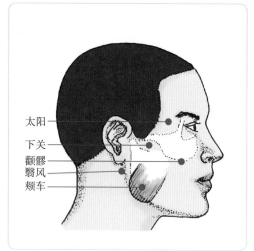

穴名	定位	主治
太阳	眉梢和目外眦之间，向后约一横指的凹陷处	头痛、眼疾、高血压、面瘫、眩晕
印堂	两眉头中间	头痛、头晕、鼻炎、高血压、失眠
翳风	耳垂后方，乳突与下颌角之间的凹陷中	耳鸣、耳聋、面瘫、牙痛
四白	瞳孔直下，眶下孔凹陷处	眼病、面瘫、近视、眩晕
迎香	鼻翼外缘中点旁，鼻唇沟当中	鼻炎、面瘫、面痒、面肌痉挛
阳白	前额部，瞳孔直上，眉上1寸	头痛、目眩、近视、面瘫
颊车	下颌角前上方约1横指	面瘫、牙痛、颊肿
下关	耳前，颧弓与下颌切迹所形成的凹陷中	牙痛、面疼、面瘫、耳鸣、耳聋
水沟	人中沟的上1/3与中1/3交点处，又称"人中"	昏迷、晕厥、抽搐、精神分裂症、晕车船
颧髎	目外眦直下，颧骨下缘凹陷处	面瘫、面肌痉挛

（2）项背部常用腧穴

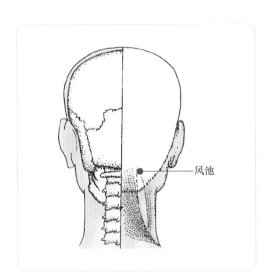

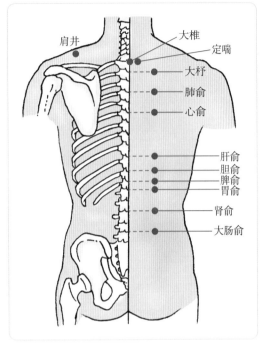

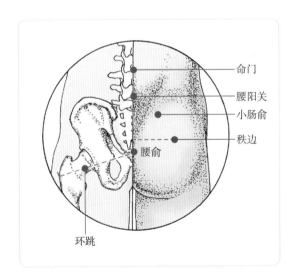

穴名	定位	主治
风池	枕骨之下，胸锁乳突肌与斜方肌上端之间的凹陷处	头痛，眩晕，颈项强痛，目赤肿痛，耳鸣，中风，口眼㖞斜
大椎	第7颈椎棘突下凹陷中	热病，感冒，疟疾，咳嗽，癫痫，风疹，项背强痛
大杼	背部，第1胸椎棘突下旁开1.5寸	肩背痛，头项强痛，咳嗽，发热，鼻塞
肩井	肩上，大椎与肩峰连线的中点	项背强痛，肩臂强痛不能举，乳痛，乳汁少，瘰疬，中风
肺俞	背部，第3胸椎棘突下旁开1.5寸	咳嗽气喘，胸满，骨蒸潮热，盗汗，咯血，鼻塞
定喘	背部，第7颈椎棘突下旁开0.5寸	落枕，肩背痛，哮喘，咳嗽，荨麻疹
心俞	背部，第5胸椎棘突下旁开1.5寸	心痛，心悸，失眠，健忘，癫狂痫，咳嗽，吐血，盗汗，梦遗
肝俞	背部，第9胸椎棘突下旁开1.5寸	黄疸，胁痛，眩晕，目赤，吐血，衄血，夜盲，癫狂痫，脊背痛
胆俞	背部，第10胸椎棘突下旁开1.5寸	黄疸，胁痛，呕吐，口苦，肺痨，潮热
脾俞	背部，第11胸椎棘突下旁开1.5寸	腹胀，呕吐，泄泻，痢疾，便血，黄疸，胁痛，水肿
胃俞	背部，第12胸椎棘突下旁开1.5寸	胃脘痛，胸胁痛，腹胀，呕吐，肠鸣，完谷不化
肾俞	腰部，第2腰椎棘突下旁开1.5寸	腰膝酸软，遗精，阳痿，小便频数，月经不调，白带，水肿，目昏，耳鸣，耳聋，喘咳少气
大肠俞	腰部，第4腰椎棘突下旁开1.5寸	腰痛，腹胀，肠鸣，泄泻，痢疾，遗精
小肠俞	骶部，骶正中嵴旁开1.5寸，平第1骶后孔	腹胀痛，泄泻，痢疾，遗精，遗尿，白带，腰痛
腰俞	后正中线上，适对骶管裂孔处	腰脊强痛，癫痫，痔疮，月经不调，下肢痿痹
腰阳关	第4腰椎棘突下凹陷中，约平髂嵴	阳痿，遗尿，遗精，月经不调，腰骶痛，下肢痿痹
命门	第2腰椎棘突下凹陷中	虚损腰痛，阳痿，遗尿，遗精，月经不调，带下，尿频，泄泻，不育，不孕
秩边	臀部，平第4骶后孔，骶正中嵴旁开3寸	小便不利，大便困难，腰骶痛，痔疾，下肢痿痹
环跳	侧卧屈股，当股骨大转子最高点与骶管裂孔连线的外1/3与内2/3的交点	下肢痿痹，腰胯痛，痹证

（3）胸腹部常用腧穴

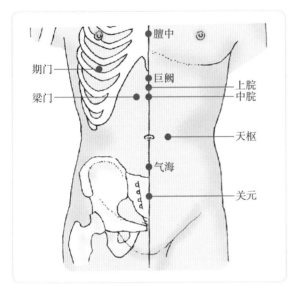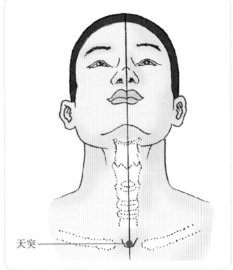

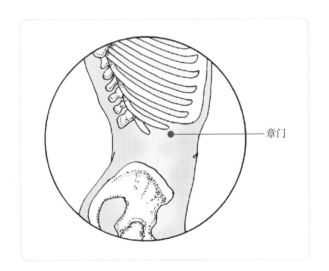

穴名	定位	主治
天突	前正中线，胸骨上窝中央	哮喘，咳嗽，喑哑，咽喉肿痛，梅核气
膻中	前正中线上，平第4肋间隙，两乳头连线的中点	心悸，胸痛，咳嗽，气喘，乳汁少
上脘	前正中线上，脐中上5寸	胃脘痛，腹胀，呕吐，泄泻，癫痫

穴名	定位	主治
中脘	前正中线上，脐中上4寸	胃脘痛，腹胀，呕吐，泄泻，完谷不化，呃逆，黄疸，脾胃虚弱
梁门	脐中上4寸，前正中线旁开2寸	胃痛，呕吐，腹胀，腹泻，食欲不振
期门	第6肋间隙，前正中线旁开4寸	肋间神经痛，肝炎，胆囊炎，胃肠神经官能症
天枢	脐中旁开2寸	腹胀肠鸣，绕脐腹痛，泄泻，便秘，痢疾，肠痈，月经不调，痛经
气海	前正中线上，脐中下1.5寸	小腹痛，腹胀，遗尿，小便不利，泄泻，阳痿，遗精，疝气，阴挺，中风脱证，虚劳体弱
关元	前正中线上，脐中下3寸	少腹痛，吐泻，尿频，阳痿，遗尿，遗精，小便不利，月经不调，带下，阴挺，中风脱证
巨阙	前正中线上，脐中上6寸	心悸，心痛，癫痫，胸痛，胃痛，呕吐
章门	侧腹部，第11肋游离端的下方	腹胀，肠鸣，泄泻，黄疸，呕吐，痞块，胸胁痛

（4）上肢常用腧穴

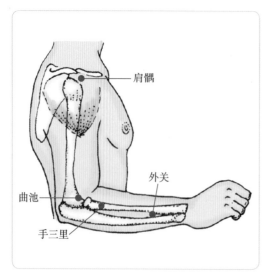
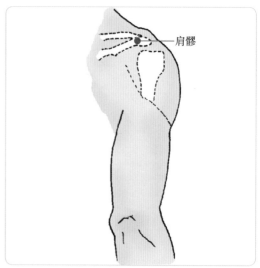

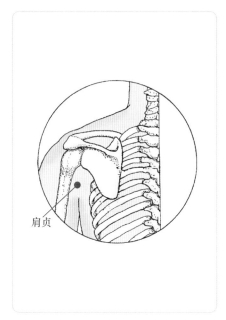
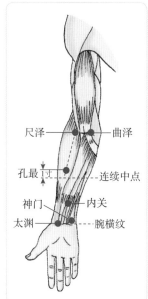
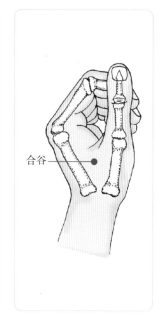

穴名	定位	主治
肩髃	肩峰与肱骨大结节之间的凹陷中	肩臂疼痛，手臂挛急，风热瘾疹，瘰疬，半身不遂
肩髎	肩峰后下方，当上臂外展平举时，肩髃后寸许之凹陷处	肩、臂痛及上举困难
肩贞	肩关节后下方，臂内收时，腋后纹头上1寸	肩臂疼痛，瘰疬，耳鸣
曲池	屈肘呈直角，在肘横纹桡侧端与肱骨外上髁连线的中点	热病，咽喉肿痛，齿痛，目赤肿痛，半身不遂，手臂肿痛，癫狂，头晕，瘰疬，瘾疹，腹痛吐泻，高血压
外关	阳池与肘尖的连线上，腕背横纹上2寸，尺、桡骨之间	偏头痛，耳鸣、耳聋，目赤肿痛，胁痛，肩背痛，热病，瘰疬，鼻炎
内关	曲泽与大陵的连线上，腕横纹上2寸，掌长肌腱与桡侧腕屈肌腱之间	心悸，胸痛，癫痫，失眠，肘臂痛，胃痛，呕吐
神门	腕掌横纹尺侧端，尺侧腕屈肌腱的桡侧凹陷处	失眠、健忘、心慌
合谷	手背第1、2掌骨间，第2掌骨桡侧中点处	头痛，咽喉肿痛，牙痛，面神经麻痹，口眼㖞斜，三叉神经痛，胃痛，月经不调，半身不遂
曲泽	肘横纹上，肱二头肌腱的尺侧缘	心悸，咳嗽，胃痛，心烦，肘臂疼痛，热病，呕吐

穴名	定位	主治
孔最	在前臂掌面桡侧，尺泽与太渊连线上，腕横纹上7寸	咯血，咳嗽，气喘，咽喉肿痛，痔疾，肘臂挛痛
手三里	前臂背面桡侧，阳溪与曲池连线上，肘横纹下2寸	齿痛颊肿，上肢不遂，肩臂疼痛，腹痛腹泻

（5）下肢常用腧穴

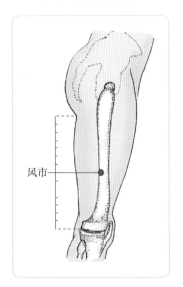

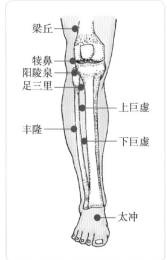

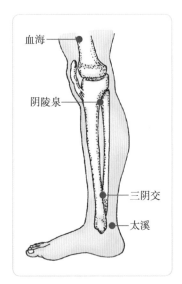

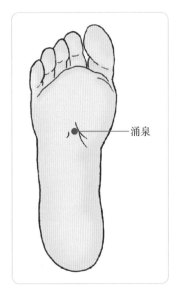

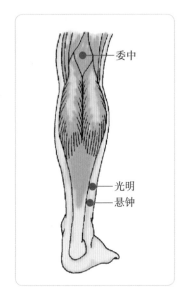

穴名	定位	主治
风市	大腿外侧正中，腘横纹上 7 寸处	下肢痿痹不遂，全身痛痒，脚气
梁丘	大腿前面，髂前上棘与髌底外侧端连线上，髌底上 2 寸	胃痛，膝部肿痛，下肢不遂，乳痈
血海	大腿内侧，髌底内侧上 2 寸，股四头肌内侧头的隆起处	月经不调，闭经，崩漏，痛经，湿疹，瘾疹，皮肤瘙痒，丹毒，股内侧痛
足三里	小腿外侧，犊鼻下 3 寸，距胫骨前缘一横指	胃痛，腹胀，泄泻，呕吐，便秘，心悸，气短，癫狂，脚气，中风
阴陵泉	小腿内侧，胫骨内侧髁下方凹陷处	腹胀，泄泻，痢疾，水肿，小便不利，黄疸，膝痛
阳陵泉	腓骨头前下方凹陷处	黄疸，口苦，呕吐，胸胁痛，下肢痿痹，半身不遂，膝部疼痛
上巨虚	小腿前外侧，犊鼻下 6 寸，距胫骨前缘一横指	腹痛，肠鸣，泄泻，痢疾，便秘，肠痈，下肢痿痹
下巨虚	小腿前外侧，犊鼻下 9 寸，距胫骨前缘一横指	小腹痛，腰脊痛引睾丸，泄泻，痢疾，下肢痿痹
丰隆	小腿前外侧，外踝尖上 8 寸，条口外，距胫骨前缘两横指	痰多，咳嗽，哮喘，头晕，呕吐，水肿，癫狂痫，下肢不遂，便秘，筋骨屈伸不利
三阴交	小腿内侧，足内踝尖上 3 寸，胫骨内侧缘后方	脾胃虚弱，腹胀，腹泻，月经不调，痛经，白带过多，子宫出血，失眠，高血压，脏躁，神经衰弱，遗尿，尿路感染，阴部肿痛，下肢瘫痪
悬钟	外踝尖上 3 寸，腓骨前缘	胸、胁、腹部胀痛，脚气，下肢痿痹不遂
太溪	内踝尖与跟腱之间凹陷中	阳痿遗精，小便频数，消渴，月经不调，头痛，眩晕，失眠，耳聋，气喘，咽喉肿痛，腰痛，牙痛，足踝肿痛
涌泉	足底 2、3 趾趾缝纹头端，与足跟连线的前 1/3 与后 2/3 交点上	失眠，高血压，精神分裂，癔症，中暑，休克
太冲	足背第 1、2 跖骨结合部前凹陷中	头痛，眩晕，呃逆，疝气，月经不调，黄疸，目赤肿痛，癫痫，小儿惊风，胸胁痛，下肢痿痹

续表

穴名	定位	主治
委中	腘横纹中点，股二头肌腱与半腱肌腱的中间	腰、背、腿部疼痛，下肢不遂，腹痛吐泻，小便不利，中暑，丹毒，痈疮
光明	外踝尖上5寸，腓骨前缘	目痛，视物模糊，夜盲，乳胀痛，产后回乳，下肢痿痹，膝痛

找准穴位的窍门

穴位是拔罐施术的主要部位，取穴的准确与否是取得良好疗效的关键，怎样取穴才能准确呢？下面介绍几种取穴的方法：

1. 骨度分寸取穴法

指以体表骨节为主要标志折量全身各部的长度和宽度，定出分寸，用于经穴定位的方法。此法不论人体的高矮胖瘦，成人、小孩均可准确定位，在临床上较常用。

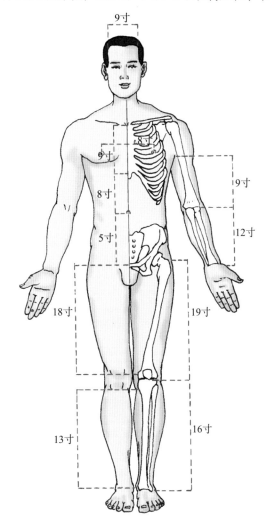

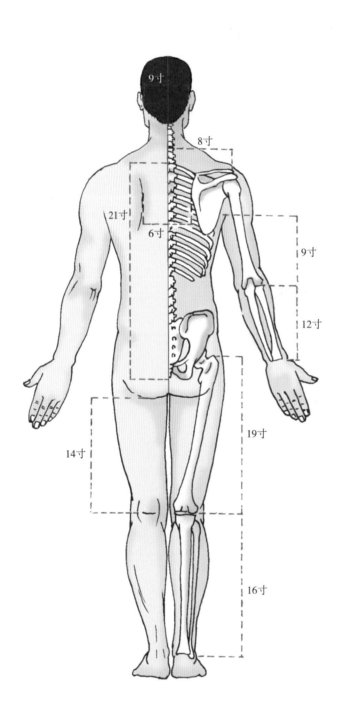

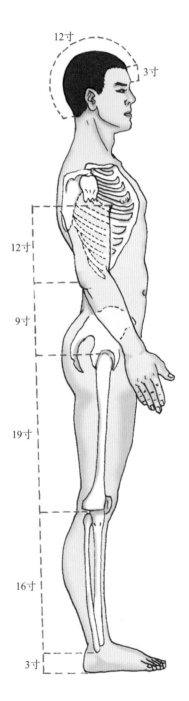

常用骨度分寸表

部位	起止点	折量寸	说明
头面部	前发际正中至后发际正中	12	如发际不明显的，可自眉间（印堂）至第 7 颈椎棘突折作 18 寸
	前发际正中至眉心	3	
	后发际正中至第 7 颈椎棘突	3	
	两前额角之间	9	两乳突最高点间作 9 寸
胸腹胁部	两乳头之间	8	胸部直寸一般以肋骨隙为取穴依据，每一肋骨大约折作 1.6 寸
	胸骨体下缘至脐中	8	
	脐中至耻骨联合上缘	5	
	腋窝横纹至 11 肋	12	
背腰部	肩胛骨内缘至背正中线	3	背部直寸以椎序、棘突间隙取
上肢部	腋前横纹至肘横纹	9	上肢内、外侧同用
	肘横纹至腕横纹	12	
下肢部	股骨大粗隆（大转子）至膝中	19	同用于下肢前、外、后侧
	膝中至外踝尖	16	
	耻骨联合上缘至股骨内上髁上缘	18	同用于下肢内侧
	胫骨内侧髁下缘至内踝尖	13	

2. 指寸定位法

中指同身寸：手中指第 2 节上下两横纹头之间的距离为 1 寸。

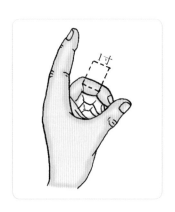

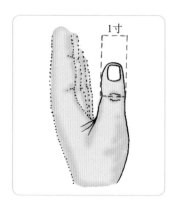

拇指同身寸：手大拇指指间关节横纹两端之间的距离作为 1 寸。

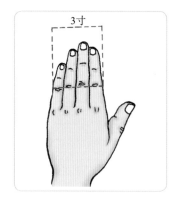

横指同身寸：手四指（食、中、无名、小指）并扰，以中指中节横纹处为准，其四指的宽度为一夫，折作 3 寸。

3. 体表标志定位法

该法需要具备一定的解剖知识，是取穴最常用、最准确的方法，但对于初学者来说较难掌握，故在此不做详细介绍。

以上 3 种取穴方法，要互相补充，根据个人的具体情况灵活运用。

常用的拔罐方法

1. 拔罐的排气方法

根据拔罐排气方法的不同，可分为火罐法、水罐法、抽气罐法和挤压罐法。火罐法是最常用的拔罐方法，本书如无其他说明，所说的拔罐法均指火罐法。

火罐法，指借助火力排出罐内空气，形成负压，将罐吸附在皮肤上的方法。常用操作有闪火法和投火法。

①闪火法：左手持罐，右手持闪火棒（或用镊子夹棉球）浸95%的酒精，点燃棉球后，将闪火棒伸入罐内，并停留数秒后抽出，迅速将罐扣在施术部位。注意事项：应将闪火棒伸入至罐底，切勿放在罐口，以免罐口被烧热，烫伤患者皮肤。

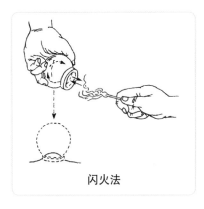

闪火法

②投火法：将纸片点燃后投入罐内，迅速将火罐扣在施术部位，即可吸住。注意事项：点燃的纸片落下很容易烫伤皮肤，故此法适合在侧卧位时，罐口竖向时使用。

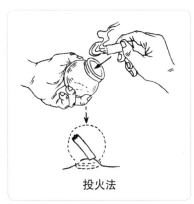

投火法

2. 常用罐法

①单罐法：即用一个罐具进行治疗的方法，适用于病变部位比较局限的疾病，如头痛拔印堂。

②多罐法：即多罐并用的方法，适用于病变部位比较广泛、病变处肌肉比较丰满和敏感点比较多的疾病或同时选用不同的穴位来治疗同一个疾病。可根据经络的走行酌情吸拔数个至数十个罐。如胃脘痛可同时在中脘、足三里、下脘拔罐；身体虚弱者可在膀胱经排罐。

③留罐法：又称坐罐法，即将罐子吸拔在皮肤上并留置一段时间的方法，是临床上最常用的方法，适用于各种病症。留置的时间一般为10～15分钟。留置时间根据个

人的体质和季节差异而各有不同，如夏季留置时间应适当缩短，冬季留置的时间应适当延长；吸附力强的罐、体质较弱的患者、皮肤薄弱处留置时间应适当缩短，体质较强的患者留置时间可适当延长。注意事项：留罐期间，应多次观察罐下的皮肤反应，避免因留置时间过长出现水疱或皮肤破损。

④闪罐法：用镊子夹住酒精棉球，点燃后送入罐底，迅速抽出，将罐立即吸附于患处，随即将罐取下，如此反复操作，直至皮肤出现潮红或瘀点为止。这种反复的牵拉松弛，能使皮肤充血，从而改善了局部的血液循环，对血管神经具有一定的刺激作用。此法不会在皮肤上留下瘀斑，故比较适合面部使用。注意事项：反复闪罐会使罐体及罐口的温度升高，应更换另一个罐继续操作，以免烫伤皮肤。

⑤走罐法：又称滑罐法、推罐法、运罐法等。走罐应选用罐壁较厚、罐口光滑且无破损的玻璃罐。先在要施术的部位涂上一层薄薄的润滑剂，如石蜡油、凡士林，或精油、红花油、药酒等，以减轻罐滑动的阻力，罐吸附于皮肤上后，施术者用手握住罐体，使罐体稍倾斜或平推，做上下、左右方向的往复移动或环形旋转运动，至施术部位的皮肤出现潮红、充血、发热甚至瘀血。注意事项：应根据患者的体质及病情调整走罐的速度及手法的轻重；罐内的负压不可太大，负压吸力过强，走罐时易引起疼痛；本法适用于病变部位较大，肌肉丰厚的地方，如腰背部、大腿部、腹部等。

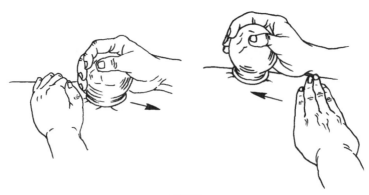

走罐法

⑥温罐法：温罐法是在留罐的同时，在施术部位加用 TDP 照射等，或用艾条灸患部或罐体的周围，以提高疗效的方法。本法集拔罐和热疗于一身，适用于冬季施术及治疗寒湿、虚寒性疾病。注意事项：以温热舒适为宜，避免温度过高，以免烫伤皮肤。

⑦指罐法：是将手指按揉与拔罐相结合的方法，在需要拔罐治疗的患处或穴位先

用手指按揉再进行拔罐；或先拔罐，起罐后再用手指按揉。此法兼具拔罐和按摩的共同作用，提高了拔罐的疗效，扩大了治疗范围。

⑧刮痧罐法：是将刮痧和拔罐相结合的一种方法，在施术部位先刮痧后拔罐或先拔罐后刮痧，前者较为常用。在施术部位先涂上润滑剂，然后用刮痧板在皮肤上反复刮，直至皮肤发红、紫或紫黑时，再行留罐。

拔罐的适用范围

拔罐的适应证非常广泛，为临床常见病的辅助疗法，主要包括以下病症：

内科病症：慢性疲劳综合征、空调综合征、偏头痛、失眠、眩晕、感冒、发热、中暑、咳嗽、哮喘、高血压、冠心病、厌食、胃痛等。

外科病症：颈肩腰腿痛、急性腰扭伤、肩周炎等。

妇科病症：痛经、月经不调、更年期综合征、功能性子宫出血、白带异常等。

男科病症：阳痿、早泄、前列腺炎、前列腺增生等。

儿科病症：厌食、疳积、高热、多动症、腹泻等。

皮肤科病症：痤疮、黄褐斑、皮肤粗糙、皮肤瘙痒等。

哪些人不宜拔罐

以下情况应当禁用或慎用拔罐疗法：

（1）醉酒、过饥、过饱、过度疲劳及极度虚弱者。

（2）有出血倾向者，如再生障碍性贫血、白血病、血友病、血小板减少性紫癜等。

（3）有传染性皮肤病、皮肤局部溃烂或高度过敏者，极度消瘦以致皮肤失去弹性者，全身高度浮肿者。

（4）精神病发作期、精神失常、狂躁不安者，精神高度紧张肢体抽搐不能控制者，破伤风、狂犬病等导致的肢体痉挛不能配合者。

（5）妊娠期妇女的腰骶部和腹部及合谷、三阴交、血海等穴。

（6）静脉曲张、急性软组织损伤、心尖搏动处。

（7）局部有疝疾病史的，如脐疝、腹股沟疝、腹壁疝等。

（8）面部及儿童忌用重手法。

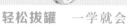

拔罐的注意事项

（1）进行拔罐操作的房间应保持空气清新、温度适中。夏季不宜在空调房间，避免风扇直吹；冬季应做好室内的保暖，防止着凉、感冒。

（2）拔罐的罐具必须罐口光滑，没有破损。

（3）注意消毒。施术者的双手和患者的施术部位均应清洁干净，并常规消毒，罐具必须常规消毒。

（4）拔罐后，应给患者身上覆盖浴巾，以避免着凉。拔罐期间注意询问患者的感受，出现发热、发紧、发酸、凉气外出、温暖舒适、思睡为正常得气现象，若出现疼痛明显、灼热应取下重新吸拔；若拔罐后感觉吸拔无力，应重新吸拔。

（5）拔罐后，6小时内不宜洗澡，且不能用凉水洗澡。

（6）面部皮肤较薄，在留罐的同时应密切观察皮肤的变化，局部皮肤出现潮红即可起罐。

拔罐前的准备

1. 器材的准备

各种型号的罐具，75% 酒精，95% 酒精，酒精灯或蜡烛，无菌棉球，火柴或打火机，止血钳或镊子或用细铁丝一端包绕纱布后制成闪火棒，浴巾，润滑剂（精油、石蜡油、按摩油等），刮痧板等。如用水罐，则需要准备好炉和锅。

2. 体位的准备

根据施术部位，协助患者选用最舒适的体位。

3. 消毒

施术者双手用肥皂清洗干净，将施术部位的皮肤用 75% 酒精消毒，待酒精完全挥发后再行拔罐。

拔罐时间的掌握

　　留罐时间一般为 10 ~ 15 分钟。夏天、病情轻、皮肤薄弱部位、罐大而吸拔力强，则留罐时间应当缩短，为 10 分钟左右；冬天、病情重、皮肤粗糙部位、罐小而吸拔力弱，则留罐时间可适当延长至 20 分钟。

　　拔罐间隔时间一般为隔日 1 次，可根据患者的具体情况进行调整，如体质强、病情急者，间隔时间宜短；体质弱、慢性病者，间隔时间宜长。10 次为 1 个疗程。

起罐的方法及拔罐后的处理

1. 起罐的方法

左手先握住罐体，右手拇指或食指从罐口旁按压一下，使气体进入罐内，罐体即可脱落。起罐时手法宜轻柔以减少疼痛，切忌用力猛拔或旋转罐体，以免损伤皮肤。

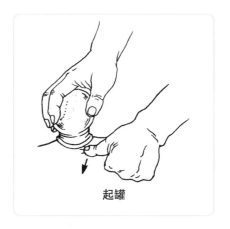

起罐

2. 拔罐后的处理

拔罐后，宜饮一杯温开水，以利补液排毒。

拔罐后局部皮肤会出现小水疱、小水珠、出血点、瘀血等现象，均属正常反应。如出现较大的水疱或皮肤有破损时，应先局部用75%酒精消毒，再用消毒后的细针刺破水疱，放出水液，再涂上75%的酒精或碘伏即可。

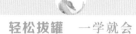

晕罐的处理

晕罐是拔罐过程中患者出现的面色苍白、四肢湿冷、头晕目眩、心慌汗出、恶心呕吐、神昏欲仆等症状，临床较为少见。出现晕罐，应立即停止拔罐，让患者平卧，饮温开水或糖水，休息片刻，多能缓解。对于严重晕罐者，应针刺或按压人中（水沟）、内关、涌泉、合谷、太冲等穴位，必要时应送医院进行急救。

第二章

轻轻松松扫除常见病症

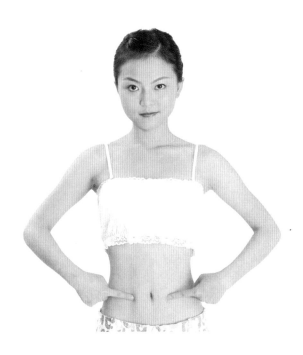

慢性疲劳综合征

慢性疲劳综合征，是由于长期疲劳紧张，导致机体神经、内分泌、免疫等各个系统的功能失调。以持续半年以上的慢性或反复发作的极度疲劳为主要表现，可伴有头晕、头痛、肌肉痛、低热、睡眠障碍、心慌等多种症状，通过检查却无器质性改变，是威胁人类的新杀手。

 选用穴位

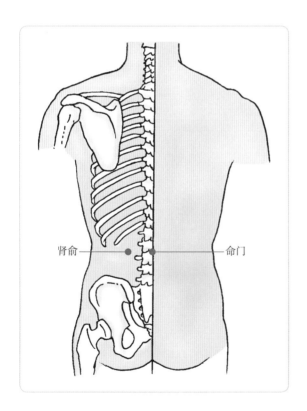

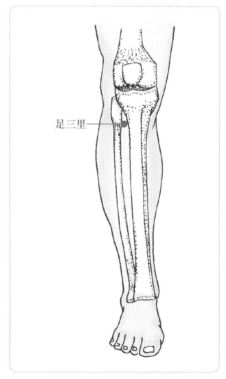

拔罐方法

拔罐方法1

Step 1 拔命门

俯卧位，找到命门穴，用闪火法拔罐于命门穴上，留罐10~15分钟。

Step 2 拔肾俞

俯卧位，找到肾俞穴，用闪火法拔罐于肾俞穴上，留罐10~15分钟。

Step 3 拔足三里

俯卧位，找到足三里穴，用闪火法拔罐于足三里穴上，留罐10~15分钟。

拔罐方法2

Step 1 按揉膀胱经和督脉

俯卧位，找腰背部的太阳膀胱经和督脉，涂按摩油或精油等润滑剂，并轻轻按揉。

Step 2 拔足三里

俯卧位，找到足三里穴，用闪火法拔罐于足三里穴上，留罐10~15分钟。

Step 3 走罐

选择大小适宜的2个玻璃罐，用闪火法将罐吸拔于腰背部，按照膀胱经和督脉的循行路线，来回推拉，直至局部皮肤出现潮红，最后将罐吸拔于肾俞，留罐10分钟。

疗程

两种方法交替使用，每日1次。10次为1个疗程。

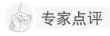 专家点评

　　慢性疲劳综合征属中医虚损范畴，肾为先天之本，命门有温肾补虚之功，与肾俞相配，调补肾气，培补先天；脾胃为后天之本，足三里为健脾和胃要穴，与肾俞、命门相合，先天后天同补。膀胱经主一身之表，督脉为阳脉之海，疏通两经，能够振奋一身之阳，对缓解疲劳具有标本兼治的作用。

　　贴心提示

　　1 按时休息，保证充足的睡眠。

　　2 自我减压，每日坚持户外活动半小时，如慢跑、快走、散步等，做瑜伽、游泳也能够缓解情绪的焦虑与紧张，有条件者可外出旅行，远离工作，缓解压力。

　　3 每天用温水加适量的白酒泡澡，能够很好地缓解疲劳。

　　4 必要时应及时就医，配合止痛药、助眠药、抗抑郁药治疗。

空调综合征

空调综合征，是指人体因久居空调环境，而出现的一系列身心不适的症状。主要表现为呼吸道干燥、注意力不集中、易疲劳、胸闷、头晕、全身酸楚疼痛、乏力等，一般离开空调环境 1～2 日能够缓解，严重者可有关节疼痛、神经衰弱、气管炎、类似感冒等症状，离开空调环境仍持续存在。夏季多见。

 选用穴位

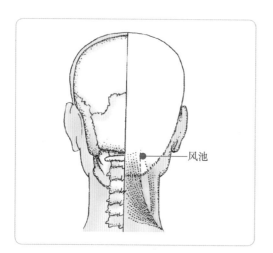

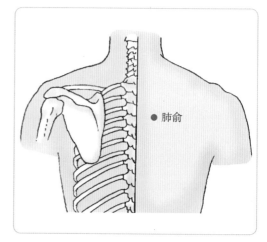

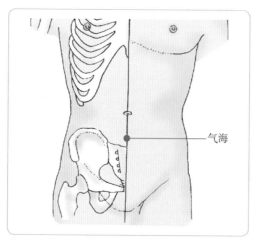

拔罐方法

1 拔风池

俯卧位，找到风池穴，按揉5分钟，用闪火法拔罐于风池穴上，留罐10～15分钟。

2 拔肺俞

俯卧位，找到肺俞穴，用闪火法拔罐于肺俞穴上，留罐10～15分钟。

3 拔气海

仰卧位，找到气海穴，按揉5分钟，用闪火法拔罐于气海穴上，留罐10～15分钟。起罐后给予艾条温灸10分钟。

疗程

隔日1次，10次为1个疗程。

 专家点评

空调综合征的主要病因病机为卫气虚弱，邪风侵袭闭阻经脉。风池穴有祛风活络止痛之功，肺俞为肺脏背俞穴，能祛风邪宣卫气，两穴相合能够祛除邪风，缓急止痛，气海能益气补肾助阳，是一切气疾久治不愈的治疗要穴；三穴合用，补虚益气，祛邪通络，周身不适皆能缓解。

贴心提示

1.人应与自然相应，使用空调夏凉冬暖与自然规律相违背，不利于人体健康。

2.加强身体锻炼，增强体质与抗病能力；剧烈运动后切勿立即进入空调环境，以免寒邪乘虚而入。

3.正确使用空调，室内、外温差不宜相差过大，降温后室内温度宜维持在25℃～28℃。进出空调房间应根据情况及时添减衣物。

4.空调房间应定期通风消毒。

偏头痛

偏头痛，是反复发作的一侧搏动性头痛，常伴有恶心、呕吐、畏光或（和）畏声、倦怠、不愉快感等症状，可因活动而加重，睡眠后减轻。多在儿童和青年期开始发病，女性多于男性。偏头痛，中医称之为"头风"，新病多属肝阳上亢，久病多虚多瘀。

 选用穴位

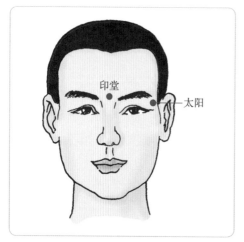

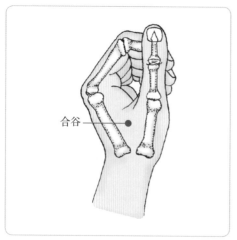

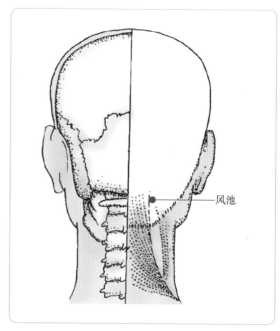

拔罐方法

1 拔印堂

仰靠坐位，找到印堂穴，用闪火法将罐吸拔于印堂穴上，留罐 10 ~ 15 分钟，或用闪罐法至印堂穴局部出现皮肤潮红。

2 拔太阳

仰靠坐位，找到患侧太阳穴，用闪火法将罐吸拔于太阳穴上，留罐 10 ~ 15 分钟。

3 拔合谷

仰靠坐位，找到合谷穴，用闪火法将罐吸拔于合谷穴上，留罐 10 ~ 15 分钟。

4 拔风池

仰靠坐位，找到患侧风池穴，用手轻轻按揉 5 分钟，用闪火法将罐吸拔于风池穴上，留罐 10 ~ 15 分钟。

疗程

每日 1 次，10 次为 1 个疗程。

专家点评

印堂和太阳均为经外奇穴，能清利头目、行气止痛；合谷为大肠经原穴，为全身镇静、镇痛要穴；风池能祛风活络止痛；四穴相配，能补虚、祛瘀、平肝潜阳，虚邪能祛，头痛可除。

贴心提示

1. 规律作息，注意调节情志，避免精神紧张和疲劳。
2. 女性经期应注意休息，陶冶情操，避免焦虑。
3. 睡眠时避免开空调、吹风扇，以免邪风侵袭。

失 眠

失眠，以入睡困难、时寐时醒、或醒后不能再睡、严重者可通宵难眠为主要表现，常伴有精神不振、头痛、头晕、心悸、健忘、多梦、心烦不安等症状。中医学认为，失眠是由人体阴阳、气血失调导致的心神不安所引起的。

选用穴位

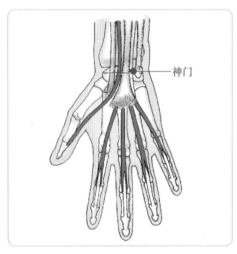

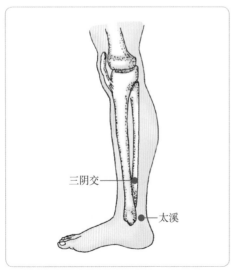

拔罐方法

Step 1 拔神门

仰卧位，找到神门穴，拇指按揉 5 分钟，用闪火法将罐吸拔于神门穴上，留罐 10 ~ 15 分钟。

Step 2 拔太溪

仰卧位，找到太溪穴，拇指按揉 5 分钟，有酸胀感，用闪火法将罐吸拔于太溪穴上，留罐 10 ~ 15 分钟。

Step 3 拔三阴交

仰卧位，找到三阴交穴，拇指按揉 5 分钟，有酸胀感，用闪火法将罐吸拔于三阴交穴上，留罐 10 ~ 15 分钟。

疗程

每日 1 次，10 次为 1 个疗程。

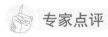

专家点评

神门为心经原穴，可宁心安神益气，引心火下达于肾；太溪为肾经原穴，能益肾气、清虚热，引肾水上济于心；三阴交为肝、脾、肾三经的交会穴，有调和营卫之功；三穴合用，使水火既济，夜卫入营，则心神安，人可眠。

贴心提示

1 规律作息，争取每天按时起床、按时入睡。

2 晚餐不宜过饱，睡前不宜饮咖啡、浓茶等有兴奋性的食物，宜喝一杯温牛奶。

3 睡前用温水泡脚，或洗个热水澡，能使身心放松，易于入睡。

4 加强锻炼，劳逸结合，睡前不宜做剧烈的运动，可做舒缓的活动，如慢跑、太极拳。

5 睡前1个小时应停止工作，避免大脑因过度兴奋而不能入睡。

眩 晕

眩晕，是一种自觉症状，眩即眼花，晕即头晕，两者常同时并见，故合称为眩晕。以头晕目眩，视物旋转为主要表现，轻者闭目即止，重者如坐舟船，旋转不定，不能站立，或伴有恶心、呕吐、昏倒、汗出等症状。

 选用穴位

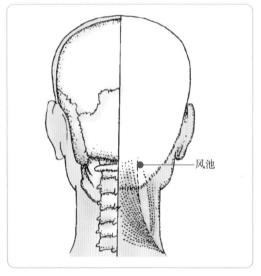

风池

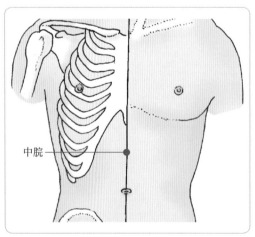

中脘

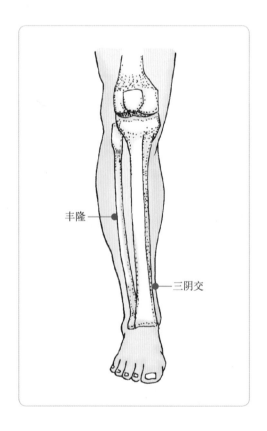

丰隆

三阴交

拔罐方法

1 拔风池

正坐位，找到风池穴，拇指按揉5分钟，有酸胀感，用闪火法将罐吸拔于风池穴上，留罐10～15分钟。

2 拔丰隆

仰卧位，找到丰隆穴，用闪火法将罐吸拔于丰隆穴上，留罐10～15分钟。

3 拔中脘

仰卧位，找到中脘穴，用闪火法将罐吸拔于中脘穴上，留罐10～15分钟。

4 拔三阴交

仰卧位，找到三阴交穴，用闪火法将罐吸拔于三阴交穴上，留罐10～15分钟。

疗程

每日1次，10次为1个疗程。

 专家点评

俗话说"无风不作眩，无痰不作眩，无虚不作眩"。风池祛风，疏调头部气机；三阴交健脾益肾养肝，能息风补虚；丰隆、中脘合用可健脾和胃化痰；四穴合用，平肝潜阳，化痰除浊，髓海得充，眩晕可定。

 贴心提示

1. 若眩晕反复发作，应及时去医院就诊以明确病因。
2. 眩晕发作时，应就近坐下或躺下，避免摔倒。
3. 保持心情愉快，避免生气和情绪紧张。
4. 清淡饮食，低糖、低盐、低脂、高纤维素，多进食水果、绿叶蔬菜，少食虾蟹等发物。
5. 戒除烟酒。

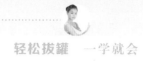

感 冒

　　感冒，俗称"伤风"，主要表现为着凉后出现头痛、发热、怕冷、打喷嚏、流鼻涕、流眼泪、咳嗽、咽痛、全身不适。一年四季均可发病，以冬春多见。感冒在不同的季节也常伴随着其他的症状，如夏季常伴有恶心、呕吐、心烦、胸闷，冬季多见鼻塞、流清涕；春秋季节以咽喉痛、少汗、口干多见。

 选用穴位

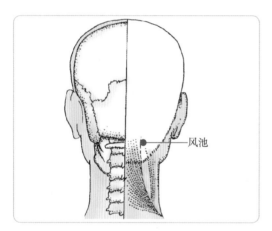

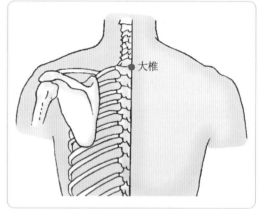

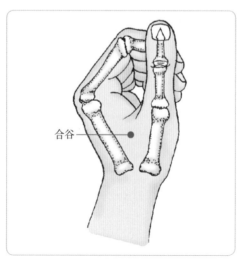

拔罐方法

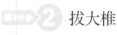 **拔风池**

俯伏坐位，找到风池穴，并用手指轻轻按揉。用闪火法拔罐于风池穴上，留罐 10 ~ 15 分钟。

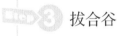 **拔大椎**

俯伏坐位，找到大椎穴，并用手指轻轻按揉。用闪火法拔罐于大椎穴上，留罐 10 ~ 15 分钟。

拔合谷

俯伏坐位，找到合谷穴，并用手指轻轻按揉。用闪火法拔罐于合谷穴上，留罐 10 ~ 15 分钟。

疗程

每日 1 次，连续 3 天。

 专家点评

大椎穴为手足三阳经和督脉的交会穴，具有通督行气、解表泻热的功效。合谷为大肠经原穴，与肺经相表里，具有清热解表的作用。风池为手足少阳经与阳维的会穴，能主治一切风疾，为治疗表证的要穴。感冒，不论寒重、热重还是夹湿，此方均能取效。

 贴心提示

1. 平时注意休息，保证充足的睡眠。适当锻炼身体，增强体质，提高抵抗力。

2. 饮食清淡，多饮开水，多吃蔬菜水果，注意食补，如冬天经常吃生姜、当归炖羊肉汤，提高身体的抵抗力；平时经常出汗容易感冒者，可以用黄芪、白术和防风，每药 6 克，泡水喝，每天 1 次，长期服用可减少感冒的次数。

3. 注意室内卫生，保持空气清洁。

4. 避免吸烟、饮酒，如经过拔罐后病情不缓解，出现高热、咳脓痰等病情加重的情况，应立即就医。

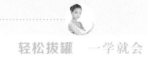
发 热

发热，是指体温升高超过37.3℃，是存在于多种疾病中的一个常见症状。37.3℃～38℃为低热，38.1℃～39℃为中等度热，体温超过39.1℃称为高热。根据病因的不同，可将发热分为感染性发热和非感染性发热。感染性发热是由于感染各种病原体后引起的发热；非感染性发热，可由免疫系统疾病、恶性肿瘤、内分泌代谢疾病、中枢功能失调、自主神经功能紊乱等导致。

 选用穴位

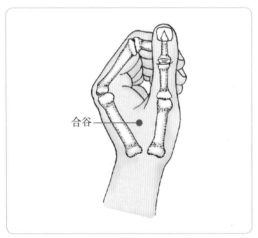

合谷

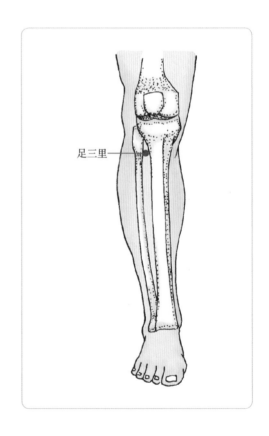

足三里

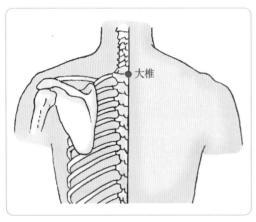

大椎

拔罐方法

STEP 1 拔合谷

俯伏坐位，找到合谷穴，并用手指轻轻按揉。用闪火法拔罐于合谷穴上，留罐 10～15 分钟。

STEP 2 拔大椎

俯伏坐位，找到大椎穴，并用手指轻轻按揉。用闪火法拔罐于大椎穴上，留罐 10～15 分钟。

STEP 3 拔足三里

俯伏坐位，找到足三里穴，并用手指轻轻按揉，有酸胀感，用闪火法拔罐于足三里穴上，留罐 10～15 分钟。

疗程

每日 2 次。

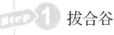 **专家点评**

大椎为三阳经与督脉交会穴，能清热解表，与合谷相配可解表泻热，主治一切发热；足三里是全身强壮要穴，有健脾益气、扶正培元之功；三穴合用，补正气，祛邪气，则发热可除。

贴心提示

1. 拔罐治疗后发热不退，应立即就医，以明确病因。
2. 多饮水，应进食清淡、易于消化的食物，如稀粥、汤汁、饮料等。
3. 宜吃富含维生素及纤维素的蔬菜瓜果。
4. 忌食虾蟹等发物及黏糯滋腻难以消化的食品。
5. 注意保暖，防止受凉。

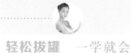

中　暑

中暑，是因在夏季暴晒或高温环境下劳动或活动，导致邪热内郁，体温调节功能失常所致，主要表现为头晕、头痛、懊恼、恶心、呕吐，严重者可猝然昏倒并伴见抽搐。

 选用穴位

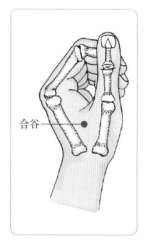

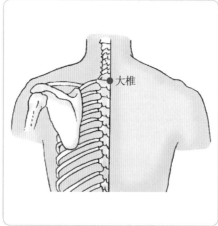

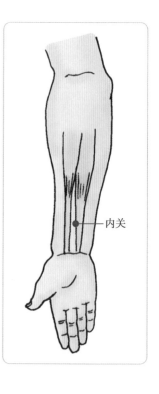

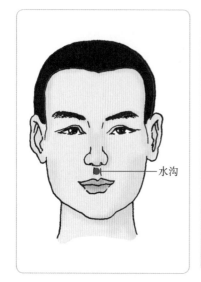

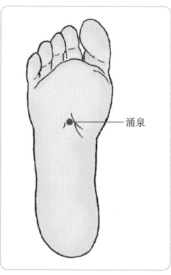

拔罐方法

轻症拔罐方法

STEP 1　拔合谷

俯伏坐位，找到合谷穴，并用手指轻轻按揉。用闪火法拔罐于合谷穴上，留罐 10 ~ 15 分钟。

STEP 2　拔大椎

俯伏坐位，找到大椎穴，用闪火法拔罐于大椎穴上，留罐 10 ~ 15 分钟。

STEP 2　拔内关

俯伏坐位，找到内关穴，并用手指轻轻按揉。用闪火法拔罐于内关穴上，留罐 10 ~ 15 分钟。

疗程

每日 1 次，连续 3 天。

重症急救方法

STEP 1　掐水沟

平卧位，找到水沟穴，用手指掐，或用消毒后的针刺之。

STEP 2　掐涌泉

平卧位，找到涌泉穴，用手指掐，或用消毒后的针刺之。

专家点评

    大椎属督脉经穴，为诸阳经交会穴，可通阳泻热，配合谷疏泄阳明，内关降逆和胃止呕、清心除烦，共奏解暑清热之效。中暑重症，高热神昏，宜先掐水沟、涌泉以清热开窍醒神。

 贴心提示

1.发病后，立即将患者移至通风阴凉的地方。

2.多喝清凉的饮料，如绿茶、西瓜汁、薄荷水、温盐水等。

3.如患者昏迷，应立即掐水沟、涌泉开窍醒神，并迅速将患者送往医院，进行综合救治。

 轻松拔罐 一学就会

咳　嗽

　　咳嗽，是因外邪侵犯肺卫，致肺失宣肃，肺气上逆，主要表现为咳嗽、咯痰。根据病因不同，可分为外感、内伤两大类。外感咳嗽，发病较急，除咳嗽主症外，常兼有发热、恶寒等表证，若调治失当可转为慢性咳嗽；内伤咳嗽，经久难愈，常兼两胁疼痛、身倦乏力等他脏病症。

 选用穴位

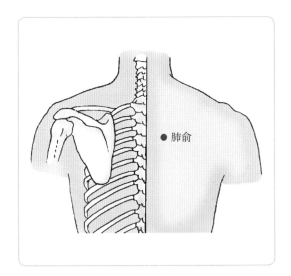

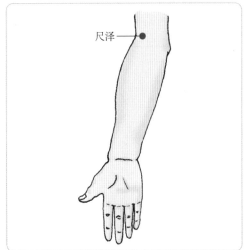

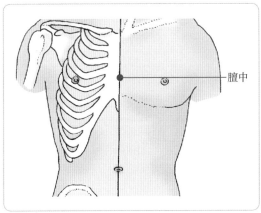

拔罐方法

Step 1 拔肺俞

坐位，找到肺俞穴，并用手指轻轻按揉。用闪火法拔罐于肺俞穴上，留罐10～15分钟。

Step 2 拔尺泽

坐位，找到尺泽穴，并用手指轻轻按揉。用闪火法拔罐于尺泽穴上，留罐10～15分钟。

Step 3 拔膻中

坐位，找到膻中穴，并用手指轻轻按揉。用闪火法拔罐于膻中穴上，留罐10～15分钟。

疗程

每日1次，5次为1个疗程。

专家点评

肺俞为肺背俞穴，能宣肺理气止咳，主治一切肺部疾患；尺泽为肺经合穴，与肺俞相配，表里相应，有降气止咳平喘的作用；膻中能理气化痰，止咳平喘。咳嗽，无论外感内伤，三穴合用，均能起化痰止咳之效。

贴心提示

1. 注意防寒保暖，避免着凉，感冒后应及时治疗。

2. 饮食清淡，勿食过咸和过于辛辣的食品。

3. 久病咳嗽食疗验方：①雪花梨上刺洞20余个，每个小洞内放花椒1粒，放置锅内蒸熟，连汁食用；②用芝麻油煎鸡蛋，不放盐只放少量醋，每日早晨食用。

4. 避免吸烟、饮酒，如经过拔罐病情不缓解，症状加重，应立即就医。

哮 喘

哮喘，是一种反复发作的痰鸣气喘疾患，主要表现为发作时喉中哮鸣有声，呼吸困难，喘息不得平卧，发作可持续数分钟至数小时，或更长。发作前常有鼻痒、咽痒、喷嚏、流涕、咳嗽、胸闷等先兆。

 选用穴位

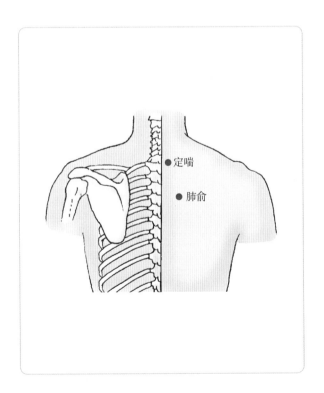

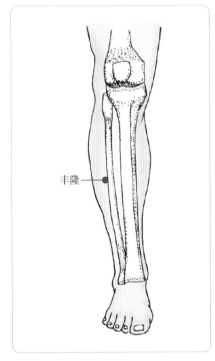

拔罐方法

Step 1 拔肺俞

俯卧位，找到肺俞穴，并用手指轻轻按揉，找准敏感点。用闪火法拔罐于肺俞穴上，留罐 10～15 分钟。

Step 2 拔丰隆

俯卧位，找到丰隆穴。用闪火法拔罐于丰隆穴上，留罐 10～15 分钟。

Step 3 拔定喘

俯卧位，找到定喘穴，并用手指轻轻按揉，找到按揉时非常舒适的位置。用闪火法拔罐于定喘穴上，留罐 10～15 分钟。

疗程

每日 1 次，10 次为 1 个疗程，连续 3 个疗程，疗程间休息 3～5 天。

专家点评

丰隆为化痰要穴，涤痰除湿，建运中州；肺俞为肺经经气所输注，通宣肺经经气；定喘穴是治疗哮喘的经验穴，与肺俞相合，有宣肺解表、理气化痰、降气平喘的作用。三穴合用，能定喘止哮。

贴心提示

1. 哮喘患者应注意防寒保暖，避免接触诱发因素。
2. 戒除不良嗜好，避免吸烟、饮酒。
3. 应加强体育锻炼，增强抗病能力。
4. 哮喘发病严重或哮喘持续状态，应及时就医。

高血压病

　　高血压病，是在静息状态下，不在同一天内，连续3次测血压，收缩压（高压）≥
140mmHg 和（或）舒张压（低压）≥ 90mmHg。该病起病隐匿，病程进展缓慢，主
要症状为头痛、头晕、头胀、耳鸣、眼花、失眠、健忘、心悸、乏力等，长期血压升高
将导致心、脑、肾等多脏器的损害。

 选用穴位

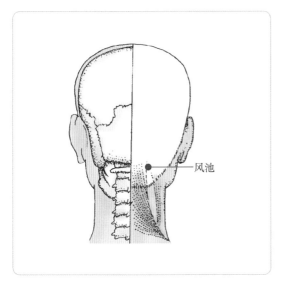

风池

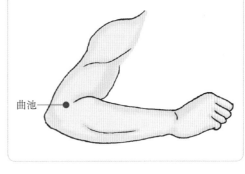

曲池

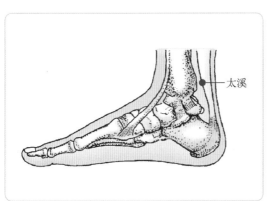

太溪

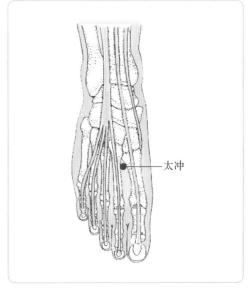

太冲

拔罐方法

Step 1 拔风池

俯伏坐位，找到风池穴，并用手指轻轻按揉，找到按揉时酸胀的部位。用闪火法拔罐于风池穴上，后仰卧，留罐10～15分钟。

Step 2 拔曲池

仰卧位，找到曲池穴。用闪火法拔罐于曲池穴上，留罐10～15分钟。

Step 3 拔太溪

仰卧位，找到太溪穴，并用手指轻轻按揉。用闪火法拔罐于太溪穴上，留罐10～15分钟。

Step 4 拔太冲

仰卧位，找到太冲穴，用手指轻轻按揉。用闪火法拔罐于太冲穴上，留罐10～15分钟。

疗程

每日1次，10次为1个疗程，连续3个疗程，疗程间休息3~5天。

专家点评

血压高，以肝阳上亢多见，风池为足少阳胆经腧穴，能疏散浮阳、平肝息风，善治眩晕、头痛；曲池为手阳明大肠经合穴，擅调理气血、泻热，研究证明曲池穴能降低血压；太溪为肾经原穴，太冲为肝经原穴，两穴相配，能滋阴潜阳，平肝降火。四穴合用，共奏平肝潜阳、滋阴降火之功。

贴心提示

1. 合理膳食，宜进高纤维、低脂肪、低盐、低糖的食物。

2. 保持心情愉快，避免焦虑紧张等不良精神刺激。

3. 戒烟限酒，适当进行有氧运动。

4. 监测血压，如血压急遽升高，应立即就医，避免出现脑血管意外。

冠心病

冠心病，全称为"冠状动脉粥样硬化性心脏病"，是冠状动脉上形成粥样斑块，使管腔狭窄或堵塞，造成心肌缺血、缺氧而导致的心脏疾病。主要症状为胸闷、心悸、阵发性胸骨后疼痛、心前区疼痛，可向左肩、左前臂内侧放射，伴有濒死感，一般1~5分钟即可自行缓解。常由劳累、受寒、饱餐或情绪激动而诱发。

 选用穴位

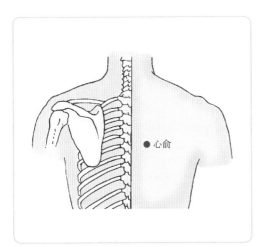

心俞

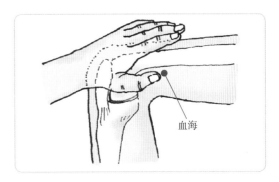

血海

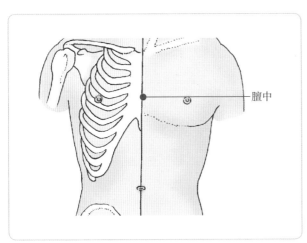

膻中

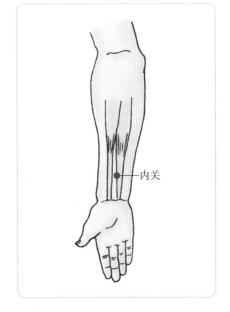

内关

拔罐方法

STEP 1 拔心俞

俯卧位，找到心俞穴，找准按揉时敏感的部位。用闪火法拔罐于心俞穴上，留罐10～15分钟。

STEP 2 拔膻中

仰卧位，找到膻中穴，用闪火法拔罐于膻中穴上，后俯卧，留罐10～15分钟。

STEP 3 拔血海

俯卧位，找到血海穴，并用手指轻轻按揉，找准敏感点，用闪火法拔罐于血海穴上，留罐10～15分钟。

STEP 4 拔内关

俯卧位，找到内关穴，用闪火法拔罐于内关穴上，留罐10～15分钟。

疗程

每日1次，10次为1个疗程，连续3个疗程，疗程间休息3～5天。

专家点评

心俞为心的背俞穴，膻中为心包的腹募穴，俞募相配，有宽胸理气、活血止痛之功；血海为气血归聚之海，调和营血之要穴；内关为八脉交会穴，能宽胸理气，主治心胸一切疾患。四穴合用，可收理气活血、通络止痛之功效。

贴心提示

1. 防寒保暖，睡眠充足，注意气候变化和劳逸适度。

2. 保持心情愉快，避免恼怒生气等不良刺激。

3. 合理膳食，低盐、低脂，忌食辛辣，少食多餐，多吃蔬菜水果，保持大便通畅。

4. 若胸痛剧烈，含服速效救心丸5分钟后仍不能缓解，应立即就医，采用综合治疗。

厌食症

厌食症，又称神经性厌食症，是一种由患者有意造成和维持的，以节食造成食欲减退、体重减轻，甚至厌食为特征的进食障碍，常引起营养不良、代谢和内分泌障碍及躯体功能紊乱。其最基本的症状是厌食，食欲极度缺乏，身体消瘦。此病的发病年龄多为 15～23 岁，女性多见。

 选用穴位

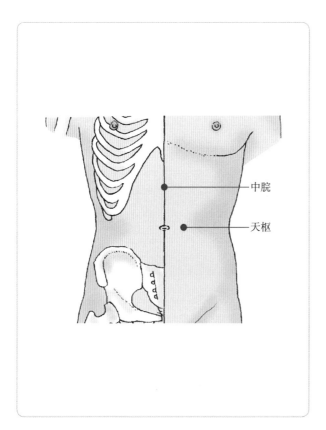

中脘

天枢

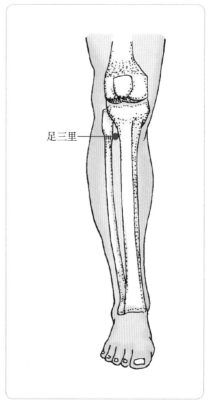

足三里

🖐 拔罐方法

Step 1 拔中脘

仰卧位，找到中脘穴，用闪火法拔罐于中脘穴上，留罐 10 ~ 15 分钟。

Step 2 拔天枢

仰卧位，找到天枢穴，用闪火法拔罐于天枢穴上，留罐 10 ~ 15 分钟。

Step 3 拔足三里

仰卧位，找到足三里穴，并用手指轻轻按揉，用闪火法拔罐于足三里穴上，留罐 10 ~ 15 分钟。

疗程

每日 1 次，10 次为 1 个疗程，连续 3 个疗程，疗程间休息 3 ~ 5 天。

🖐 专家点评

厌食，即不欲饮食，病位在脾胃，脾胃虚弱，运化失司，致食少纳差。腑会中脘，有调中和胃、宽胸理气之功，与足三里相配，具有健脾和胃、祛湿化浊之效，主治脾胃运化失调，食欲不振；天枢是大肠的腹募穴，与足三里相配，温通气机、调理肠腑。三穴合用，使脾胃得健，食欲改善。

🖐 贴心提示

1. 强调健康就是最美丽的，积极纠正"越瘦越美""少食减肥"等错误思想。

2. 有厌食倾向的患者，应积极早期给予干预。

3. 厌食的治疗，应以综合性治疗为主，包括心理治疗、行为治疗和家庭治疗。

胃 痛

　　胃痛，又称胃脘痛，是因外邪犯胃、胃气郁滞，气血不畅或胃腑失于温煦及滋养所致，主要症状为上腹部近心窝处经常发生疼痛，多伴有食欲不振、恶心、呕吐、嘈杂、泛酸等。现代医学中的急慢性胃炎、胃溃疡、十二指肠溃疡、胃痉挛等均属"胃痛"范畴。

 选用穴位

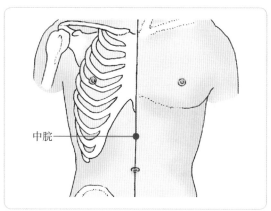

中脘

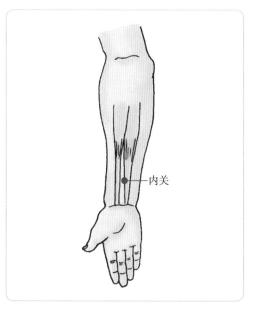

内关

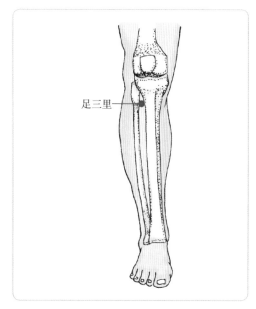

足三里

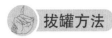 **拔罐方法**

step 1 拔中脘

仰卧位，找到中脘穴，用闪火法拔罐于中脘穴上，留罐 10 ~ 15 分钟。

step 2 拔内关

仰卧位，找到内关穴，用闪火法拔罐于内关穴上，留罐 10 ~ 15 分钟。

step 3 拔足三里

仰卧位，找到足三里穴，并用手指轻轻按揉，用闪火法拔罐于足三里穴上，留罐 10 ~ 15 分钟。

疗程

每日 1 次，3 次为 1 个疗程。

专家点评

中脘为胃经募穴，主治一切胃腑不适；内关为八脉交会穴，能宽胸理气，主治一切胃心胸的疾患；胃经合穴足三里，为强壮止痛要穴，与中脘穴相配能健脾和胃、疏经止痛，与内关相合可理气止痛，诸穴合用，使脾胃得健，疼痛能止。

贴心提示

1. 规律饮食，切忌暴饮暴食或过食生冷、油腻、黏滑、辛辣的食品。
2. 若疼痛反复发作，应及时去医院检查，明确病因。
3. 保持愉悦的心情，积极配合治疗。
4. 锻炼身体，增强体质，坚持饭后散步，以助消化。

呕　吐

　　呕吐，是因外邪侵袭、饮食不节或病后体虚，致胃失和降或胃气上逆，而出现的以胃内容物从口中吐出为主要临床表现的病症。呕吐常见于多种急慢性疾病之中，同时也是机体祛除有害物质的一种保护性反应，如误食或误服毒物、食积等，此时不但不能止吐，还要因势利导，促进有害物质排出。

 选用穴位

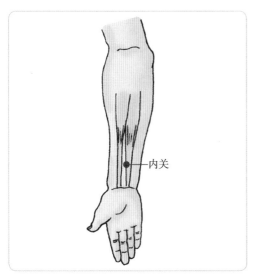

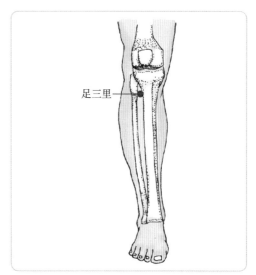

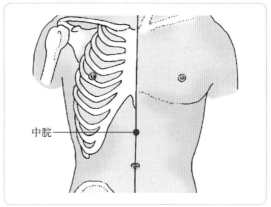

拔罐方法

Step 1 拔内关

仰卧位，找到内关穴，用闪火法拔罐于内关穴上，留罐 10～15 分钟。

Step 2 拔足三里

仰卧位，找到足三里穴，并用手指轻轻按揉，用闪火法拔罐于足三里穴上，留罐 10～15 分钟。

Step 3 拔中脘

仰卧位，找到中脘穴，用闪火法拔罐于中脘穴上，留罐 10～15 分钟。

疗程

每日 1 次，3 次为 1 个疗程。

专家点评

内关通阴维，能宽胸理气降逆；足三里为胃经下合穴，远端取穴，能和胃降逆、调理气机；腑会中脘，局部取穴，补气又能行气和中。三穴合用，共奏和胃降逆之功。

贴心提示

1. 如因误食、误服毒物导致的恶心、呕吐，应因势利导，助其排出。
2. 因消化道梗阻或颅内压增高等原因导致的呕吐，应积极治疗原发病。
3. 饮食宜规律、清淡，切忌暴饮暴食及过食生冷。

呃 逆

呃逆，俗称"打嗝"，以气逆上冲、喉间呃呃连声、声短而频、连续或间断发作，令人不能自止为主要临床表现。现代医学认为，呃逆是由各种原因引起的膈肌痉挛所导致的。

 选用穴位

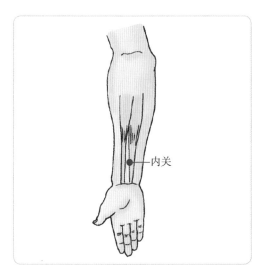

内关

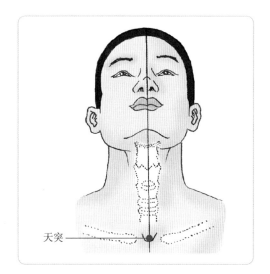

天突

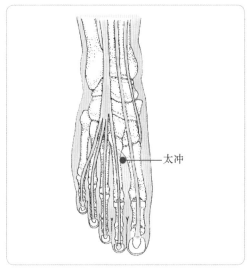

太冲

拔罐方法

Step 1 拔内关

仰卧位，找到内关穴，用闪火法拔罐于内关穴上，留罐 10 ~ 15 分钟。

Step 2 拔天突

仰卧位，找到天突穴，用闪火法拔罐于天突穴上，留罐 10 ~ 15 分钟。

Step 3 拔太冲

仰卧位，找到太冲穴，用闪火法拔罐于太冲穴上，留罐 10 ~ 15 分钟。

疗程

每日 1 次，3 次为 1 个疗程。

专家点评

天突为任脉和阴维的交会穴，能和中降逆；内关为心包经的络穴，通阴维，能宽胸利膈；太冲为肝经原穴，能疏调肝经气机，主治一切气机不利证。三穴共用，气机得降，呃逆可除。

贴心提示

1. 病程短者疗效好，病程长者疗效差。
2. 保持愉快的心情，避免生气。
3. 清淡饮食，避免寒凉、辛辣之品。

腹　痛

腹痛，是以胃脘部以下，耻骨毛际以上的部位发生疼痛为主要表现，其疼痛性质可分为冷痛、胀痛、隐痛、刺痛、灼痛等。腹部外形无胀大，触之腹壁柔软，可有压痛，疼痛可呈持续性或反复发作，常与饮食、劳累、情志、受凉等诱因相关，常伴有饮食、大便异常。

 选用穴位

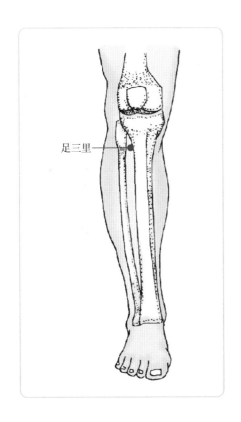

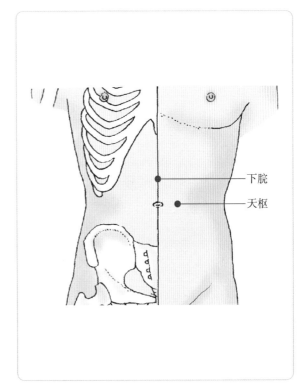

拔罐方法

 拔足三里

仰卧位，找到足三里穴，用手沿经循按，找到敏感点，用闪火法拔罐于足三里穴上，留罐 10～15 分钟。

Step 2 拔下脘

仰卧位，找到下脘穴，用闪火法拔罐于下脘穴上，留罐 10～15 分钟。

Step 3 拔天枢

仰卧位，找到天枢穴，用闪火法拔罐于天枢穴上，留罐 10～15 分钟。

疗程

每日 1 次，5 次为 1 个疗程。

 专家点评

天枢，大肠经募穴，为治疗胃肠病的主穴，能通肠导滞、调理气血、理气止痛；足三里能和胃降逆、宽中利气，具有良好的镇痛作用；下脘，配足三里，能行气降气、宽中醒脾。诸穴共用，可起行气活血止痛之效。

贴心提示

1. 注意防寒保暖，避免腹腰部受寒着凉，女性经期勿进冷饮。
2. 规律作息，劳逸适度，生活节制。
3. 舒畅情志，陶冶情操，保持愉快的心情。
4. 注意饮食卫生，进食容易消化的食物，如粥、蔬菜、水果。
5. 长期腹痛应及时就医，明确病因，除外器质性病变。

胁　痛

胁痛，是以一侧或两侧胁肋部疼痛为主要表现，其疼痛性质可分为胀痛、刺痛、隐痛、闷痛或窜痛，常伴有急躁易怒、胸闷、腹胀、嗳气、呃逆、厌食、恶心等症状。

 选用穴位

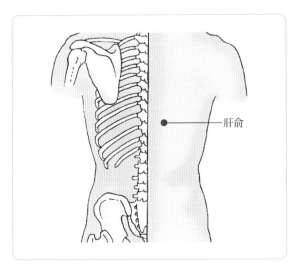

肝俞

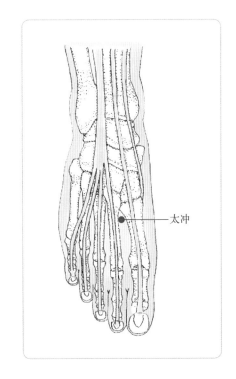

太冲

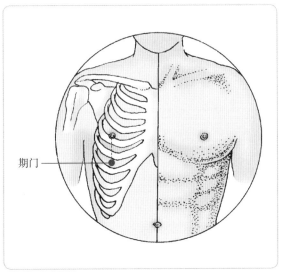

期门

拔罐方法

Step 1　拔肝俞

俯卧位，找到肝俞穴，用闪火法拔罐于肝俞穴上，留罐 10～15 分钟。

Step 2　拔期门

仰卧位，找到期门穴，用闪火法拔罐于期门穴上，留罐 10～15 分钟。

Step 3　拔太冲

仰卧位，找到太冲穴，用闪火法拔罐于太冲穴上，留罐 10～15 分钟。

疗程

每日 1 次，5 次为 1 个疗程。

专家点评

　　胁痛是由各种病因导致肝胆失和而诱发，肝与胆相表里，厥阴和少阳之脉同循胁肋，取肝经募穴期门、原穴太冲，疏泄肝胆气机，使气血通畅；肝之背俞穴肝俞，与期门俞募相配，清利肝胆湿热。三穴合用，共奏通络止痛之功。

贴心提示

1. 饮食宜清淡，切忌过食油腻、辛辣之品。
2. 明确胁痛的病因，如系传染性肝炎应注意隔离。
3. 调畅情志，注意休息，保证充足的睡眠。

便 秘

便秘，主要症状为排便时间或周期的延长，次数减少；或粪质干燥坚硬，便下困难；或排出无力，或出而不畅。常伴有口臭、腹胀、纳差、肛裂、痔疮、便中带血，或排便时汗出、气短、头晕、心悸等不适。

 选用穴位

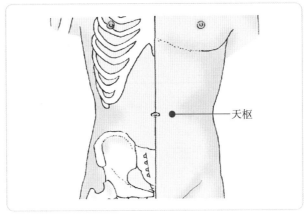

天枢

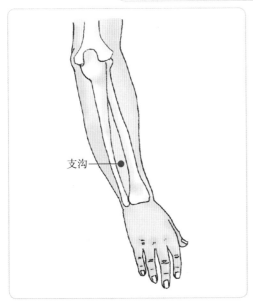

支沟

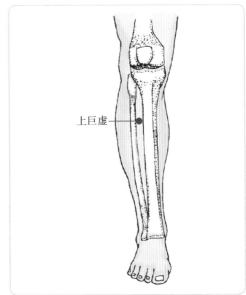

上巨虚

拔罐方法

Step 1 拔天枢

仰卧位，找到天枢穴，用闪火法拔罐于天枢穴上，留罐 10 ~ 15 分钟。

Step 2 拔支沟

仰卧位，找到支沟穴，用闪火法拔罐于支沟穴上，留罐 10 ~ 15 分钟。

Step 3 拔上巨虚

仰卧位，找到上巨虚穴，用闪火法拔罐于上巨虚穴上，留罐 10 ~ 15 分钟。

疗程

每日 1 次，10 次为 1 个疗程。

专家点评

大便秘结是因胃肠受病、燥热内结、气滞不行，或气虚传送无力，致肠道传导失常。大肠为传导之官，取大肠募穴天枢疏通腑气、通肠导滞，配支沟通调腑气，主治便秘；上巨虚为大肠之下合穴，是治大肠病的要穴，与天枢相配，可通调肠腑，助便下行。

贴心提示

1. 改变偏食的习惯，多进食富含纤维素的蔬菜、瓜果。
2. 进行适当的体育锻炼，养成定时排便的习惯。

腹 泻

腹泻，主要症状为大便次数增多，便质稀溏、完谷不化，甚至便如稀水样，每日3～5次甚至10次以上。常伴见腹胀、腹痛、肠鸣、纳呆等症状。本病一年四季均有发生，以夏、秋季节常见。

 选用穴位

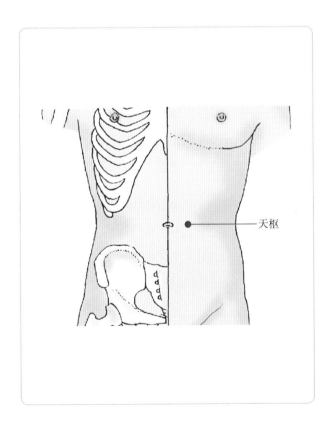

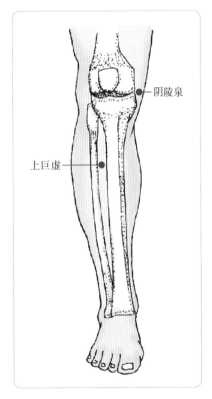

天枢

阴陵泉

上巨虚

拔罐方法

Step 1 拔天枢

仰卧位，找到天枢穴，用闪火法拔罐于天枢穴上，留罐 10~15 分钟。

Step 2 拔阴陵泉

仰卧位，找到阴陵泉穴，用闪火法拔罐于阴陵泉穴上，留罐 10~15 分钟。

Step 3 拔上巨虚

仰卧位，找到上巨虚穴，用闪火法拔罐于上巨虚穴上，留罐 10~15 分钟。

疗程

每日 2 次，6 次为 1 个疗程。

专家点评

腹泻多由饮食不洁、外邪侵袭，致脾虚湿盛而发。大肠募穴天枢可疏调大肠，理气行滞；上巨虚是大肠的下合穴，能清肠胃而化郁滞；阴陵泉是脾经合穴，能健脾化湿。上述三穴相配，可使气调湿化滞行，为治疗腹泻的基本方。

贴心提示

1. 注意饮食卫生，发病期间忌食生冷、油腻、不易消化的食物。
2. 应多补充含电解质丰富的液体和食物，防止出现脱水等危重情况。
3. 如病情进展迅速，应及时就医，采取综合治疗。

痔　疮

　　痔疮，是在肛门或肛门附近的静脉丛发生扩大、曲张所形成的柔软的静脉团。生在肛门齿线以上的为内痔，以下的为外痔，内外兼有者为混合痔。主要症状为发作时肛门部的疼痛、瘙痒，便中带鲜血，甚至伴有团块的脱出。

 选用穴位

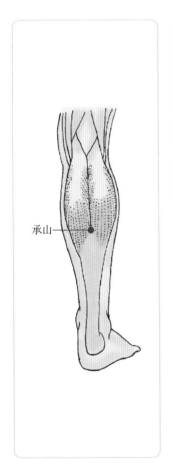

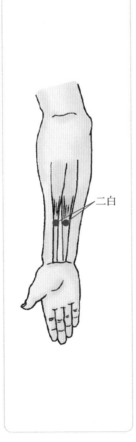

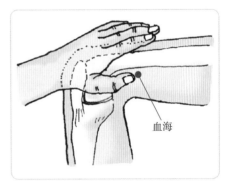

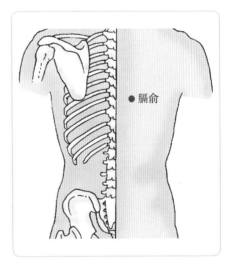

拔罐方法

Step 1　拔承山

俯卧位，找到承山穴，用闪火法拔罐于承山穴上，留罐10～15分钟。

Step 2　拔二白

俯卧位，找到二白穴，用闪火法拔罐于二白穴上，留罐10～15分钟。

Step 3　拔血海

俯卧位，找到血海穴，用闪火法拔罐于血海穴上，留罐10～15分钟。

Step 4　拔膈俞

俯卧位，找到膈俞穴，用闪火法拔罐于膈俞穴上，留罐10～15分钟。

疗程

每日1次，10次为1个疗程。

专家点评

肛门，膀胱经循行所过，承山为膀胱经腧穴，能清热止血，行气消痔；血会膈俞，主治一切血证；二白为治痔的经验穴，善治痔漏下血；血海乃气血归聚之海，与膈俞相配能清热活血止痛。四穴相配，清热止痛、凉血消痔，是治疗痔疮的效方。

贴心提示

1. 少食辛辣刺激性食物，避免诱发和加重痔疮。
2. 多进食新鲜蔬菜和水果，保持大便通畅，如芹菜、空心菜、菠萝、西瓜等。
3. 坚持提肛锻炼，减少复发。
4. 切勿久坐、久立，适当进行锻炼，促进排便。

糖尿病

糖尿病，是一种常见的内分泌紊乱性疾病，以血糖升高为主要特征，主要症状为多饮、多食、多尿，常伴有疲乏、消瘦、面容憔悴、劳动力减弱、皮肤瘙痒、视力障碍等。糖尿病晚期常出现严重并发症，如糖尿病酮症酸中毒、难以控制的感染、肾脏病变、心血管系统病变、神经系统病变等。

 选用穴位

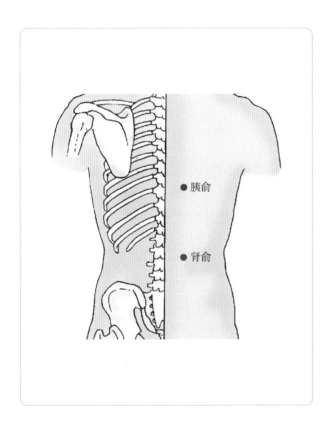

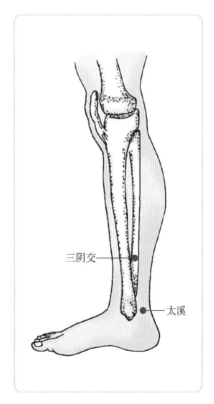

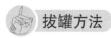 拔罐方法

Step 1 拔胰俞

俯卧位，找到胰俞穴（第8胸椎棘突下，旁开1.5寸），用闪火法拔罐于胰俞穴上，留罐10分钟。

Step 2 拔太溪

俯卧位，找到太溪穴，用闪火法拔罐于太溪穴上，留罐10分钟。

Step 3 拔三阴交

俯卧位，找到三阴交穴，用闪火法拔罐于三阴交穴上，留罐10分钟。

Step 4 拔肾俞

俯卧位，找到肾俞穴，用闪火法拔罐于肾俞穴上，留罐10分钟。

疗程

每日1次，10次为1个疗程，坚持3个疗程，每个疗程间隔3～5天。

专家点评

糖尿病属中医消渴范畴，以阴虚为本，燥热为标，病位在胰。胰俞是经外奇穴，是治疗糖尿病的经验穴；三阴交，乃肝、脾、肾三阴经交会穴，健脾益肾以布津液；肾俞、太溪，补肾纳气、缩泉滋阴。诸穴合用，共奏滋阴清热、固肾纳摄之效。

贴心提示

1. 在疾病早期应严格控制饮食，适当活动，将血糖控制在正常范围。

2. 多进食新鲜蔬菜及低糖或无糖的水果，如黄瓜、西红柿、猕猴桃等。

3. 舒畅情志，避免精神紧张和情志过激。

4. 保护好皮肤，避免受创伤，受伤后应及时消毒，促进皮肤愈合。

5. 如血糖过高或出现头晕、恶心嗜睡等症状时，属病情危重，应及时送往医院抢救。

高脂血症

高脂血症是指血浆中一种或多种脂质成分的浓度超过正常高限（总胆固醇 > 5.72mmol/L，甘油三酯 > 1.70mmol/L，低密度脂蛋白 > 3.4mmol/L）的疾病。该病发病隐匿，临床症状常不明显，但与冠心病和其他动脉粥样硬化的患病率和病死率密切相关，故应坚持长期综合治疗。

 选用穴位

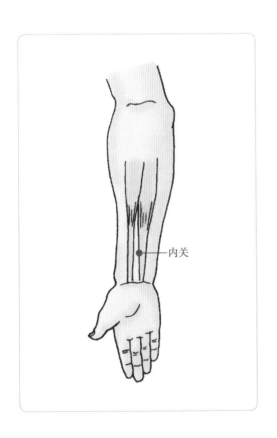

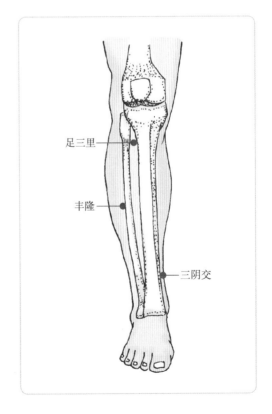

内关

足三里

丰隆

三阴交

拔罐方法

Step 1 拔内关

仰卧位，找到内关穴，用闪火法拔罐于内关穴上，留罐 10 ~ 15 分钟。

Step 2 拔足三里

仰卧位，找到足三里穴，用闪火法拔罐于足三里穴上，留罐 10 ~ 15 分钟。

Step 3 拔丰隆

仰卧位，找到丰隆穴，用闪火法拔罐于丰隆穴上，留罐 10 ~ 15 分钟。

Step 4 拔三阴交

仰卧位，找到三阴交穴，用闪火法拔罐于三阴交穴上，留罐 10 ~ 15 分钟。

疗程

每日 1 次，10 次为 1 个疗程，坚持 3 个疗程，每个疗程间隔 3 ~ 5 天。

专家点评

本病多因嗜食肥甘厚味，致脾胃运化不及，遂生痰湿。内关为手厥阴心包经的络穴，八脉交会穴之一，能够宽胸理气、化浊去脂，是降血脂的效穴；三阴交为脾经腧穴，能健脾化湿、和胃理中；足三里为胃经合穴，能健脾和胃、通腹理气；丰隆为胃经络穴，是化痰祛浊的要穴。四穴合用，使脾健湿化，气调浊去，血脂亦降。

贴心提示

1. 培养良好的生活习惯，戒烟、限酒，注意劳逸结合，选择适合本人的体育活动，如慢跑、骑自行车、游泳、打球、爬山、打太极拳等。

2. 合理膳食，限制高胆固醇食物的摄入，如动物内脏、贝类、动物脂肪等；多进食新鲜蔬菜、水果如茄子、洋葱、番茄、山楂、猕猴桃等。

3. 如长期坚持非药物干预，血脂仍不能达际，应积极使用降脂药物。

落 枕

　　落枕，系由睡眠时颈部位置不当，或因负重颈部扭转，或风寒侵袭项背，使局部脉络受损、经气不调所致。主要症状为颈项僵硬，颈部一侧肌肉紧张、酸楚疼痛，转头不便，动则痛甚。一年四季均可发生。

 选用穴位

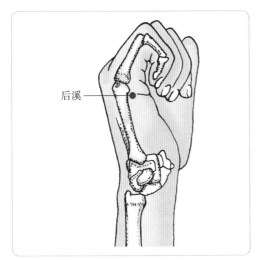

后溪

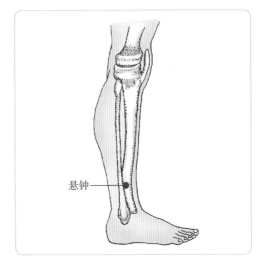

悬钟

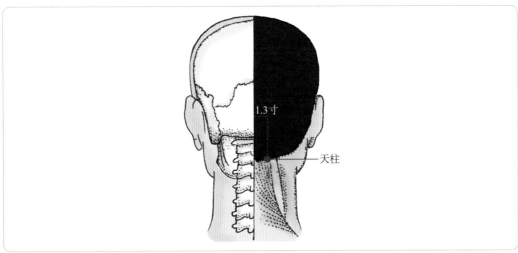

1.3寸

天柱

拔罐方法

Step 1 拔后溪

俯卧位，找到后溪穴，用闪火法拔罐于后溪穴上，留罐 10～15 分钟。

Step 2 拔悬钟

俯卧位，找到悬钟穴，用闪火法拔罐于悬钟穴上，留罐 10～15 分钟。

Step 3 拔天柱

俯卧位，在颈肩部膀胱经上涂上润滑油，用闪火法将火罐吸拔于颈肩部膀胱经上，并循着经络来回推罐，至局部皮肤出现潮红，将罐留置在天柱穴上，留罐 10～15 分钟。

疗程

每日 1 次。

 专家点评

落枕多由睡眠时颈部位置不当，感受风寒所致，在颈肩部膀胱经走罐能够疏通局部经气，天柱疏风散邪，通利局部经脉；后溪为八脉交会穴，通督脉，与天柱合用有通络活血、舒筋止痛的作用；髓会悬钟能强筋健骨，与后溪相配有祛风活络的作用。诸穴合用则风疏寒散，经通痛止。

 贴心提示

1. 睡眠时避免开窗，或吹空调、风扇。
2. 枕头高低适度，软硬适中。
3. 在短期内多次出现落枕的患者，应积极预防颈椎病。
4. 若疼痛剧烈应积极止痛治疗。

颈椎病

颈椎病，是急慢性颈部损伤导致颈部骨质增生、韧带钙化，直接或间接压迫颈神经根、椎动脉、交感神经或脊髓所致。主要症状为颈肩部疼痛或不适、头枕部或上肢部放射性疼痛，少数会出现眩晕、猝倒等。

 选用穴位

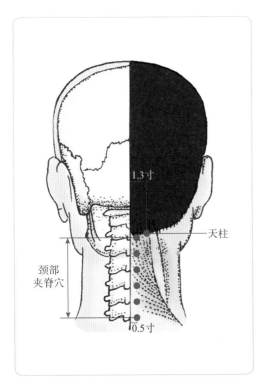

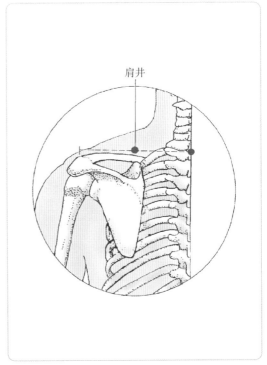

拔罐方法

Step 1 拔天柱

俯伏坐位，找到天柱穴，用闪火法拔罐于天柱穴上，留罐 10 ~ 15 分钟。

Step 2 拔颈部夹脊穴

俯伏坐位，找到颈部夹脊穴，用闪火法拔罐于颈部夹脊穴上，留罐 10 ~ 15 分钟。

Step 3 拔肩井

俯伏坐位，找到肩井穴，用闪火法拔罐于肩井穴上，留罐 10 ~ 15 分钟。

疗程

每日 1 次，10 次为 1 个疗程，疗程间休息 3 ~ 5 天。

专家点评

天柱为膀胱经腧穴，有疏经通络的作用，主治头痛项强；肩井为手足少阳、阳明之会，与天柱相配能活血通络止痛，治疗肩背部疼痛；颈部夹脊可疏通颈部气血。诸穴合用，使瘀祛寒散、经通痛止。

贴心提示

1. 睡眠时枕头应高矮适中，软硬适度，保持颈椎的生理弯曲。
2. 避免长期伏案工作，工作时要做到劳逸结合。
3. 注意颈部的保暖，防止着凉。
4. 经常做一些能够缓解颈部疲劳的运动，如游泳、打羽毛球。

肩周炎

肩周炎，俗称"漏肩风"，是肩关节及其周围的肌腱、韧带、腱鞘、滑囊等软组织的急慢性损伤或退行性病变，导致局部产生的无菌性炎症。主要症状为肩关节周围的疼痛和功能障碍。

 选用穴位

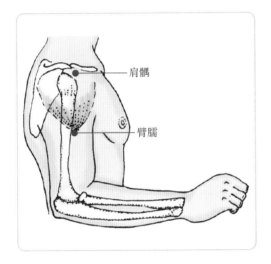

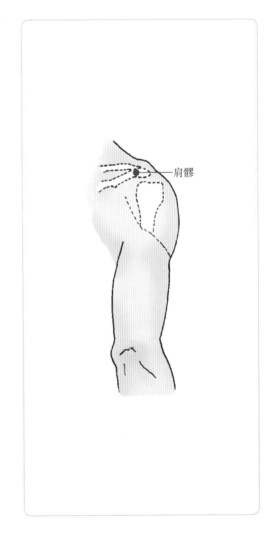

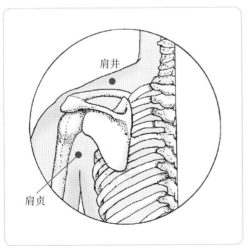

拔罐方法

Step 1　拔肩髃

俯伏坐位，找到肩髃穴，用闪火法拔罐于患侧肩髃穴上，留罐 10 ~ 15 分钟。

Step 2　拔肩贞

俯伏坐位，找到肩贞穴，用闪火法拔罐于患侧肩贞穴上，留罐 10 ~ 15 分钟。

Step 3　拔肩井

俯伏坐位，找到肩井穴，用闪火法拔罐于患侧肩井穴上，留罐 10 ~ 15 分钟。

Step 4　拔肩髎

俯伏坐位，找到肩髎穴，用闪火法拔罐于患侧肩髎穴上，留罐 10 ~ 15 分钟。

Step 5　拔臂臑

俯伏坐位，找到臂臑穴，用闪火法拔罐于患侧臂臑穴上，留罐 10 ~ 15 分钟。

疗程

每日 1 次，10 次为 1 个疗程，疗程间休息 3 ~ 5 天。

专家点评

肩髃、肩髎、肩贞合称"肩三针"，是治疗肩部疾病的要穴；肩井疏经活血止痛，治疗肩背痹痛、手臂不举；臂臑能通络止痛。诸穴合用，使寒散风去，络通痛止，肩痛可除。

贴心提示

1.避免肩部受凉，睡眠时应予保暖。

2.睡眠时应尽量避免患侧肩部长时间受压。

3.治疗期间要配合功能锻炼，如身后拉手、双手托天、手臂爬墙等，锻炼时应循序渐进，逐步改善。

网球肘

网球肘，是由肘关节及其周围软组织的急慢性劳损所致。主要症状为肘部疼痛、关节活动障碍。多见于长期从事旋转前臂、屈伸肘关节和肘部长期受震荡的劳动者，如网球运动员、水电工、矿工等。

 选用穴位

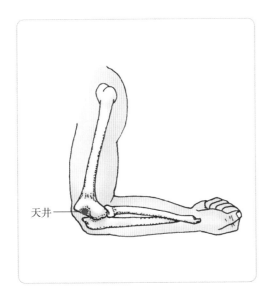

天井

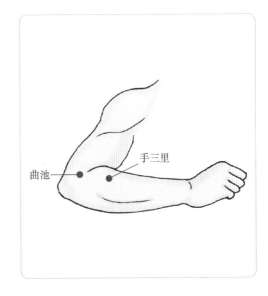

曲池　　手三里

拔罐方法

Step 1 拔天井

正坐位，找到天井穴，用闪火法拔罐于患侧天井穴上，留罐 10 ~ 15 分钟。

Step 2 拔曲池

正坐位，找到曲池穴，用闪火法拔罐于患侧曲池穴上，留罐 10 ~ 15 分钟。

Step 3 拔手三里

正坐位，找到手三里穴，用闪火法拔罐于患侧手三里穴上，留罐 10 ~ 15 分钟。

疗程

每日 1 次，10 次为 1 个疗程，疗程间休息 3 ~ 5 天。

专家点评

本病以局部取穴为主，手三里、曲池为大肠经穴，天井为三焦经穴，两经均循肘关节，有疏经通络之功。此外，还可在压痛点上拔罐，配合以上三穴，达到疏通经络、舒筋止痛之效。

贴心提示

1. 在治疗期间尽量减少肘部活动。
2. 注意肘部的保暖，避免着凉。

腰椎间盘突出症

　　腰椎间盘突出症，是指腰椎间盘退行性改变，失去正常的弹性和张力，在受到挤压、牵拉、扭转等因素的作用后，致使腰椎间盘的纤维环破裂，髓核突出，刺激或压迫相应的神经根，引起的一系列症状。主要症状为：腰痛、放射性下肢疼痛、活动障碍、麻木、患肢温度下降等。

 选用穴位

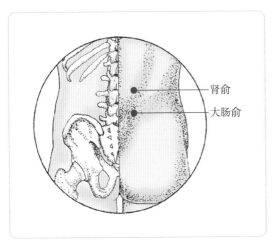

肾俞
大肠俞

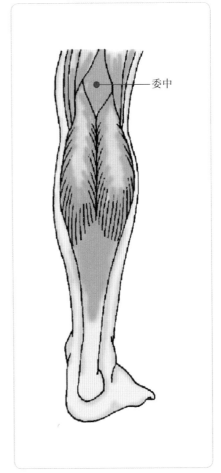

委中

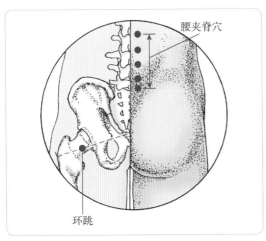

腰夹脊穴

环跳

拔罐方法

Step 1 拔肾俞

俯卧位，找到肾俞穴，用闪火法拔罐于双侧肾俞穴上，留罐 10~15 分钟。

Step 2 拔大肠俞

俯卧位，找到大肠俞穴，用闪火法拔罐于双侧大肠俞穴上，留罐 10~15 分钟。

Step 3 拔环跳

俯卧位，找到环跳穴，用闪火法拔罐于患侧环跳穴上，留罐 10~15 分钟。

Step 4 拔委中

俯卧位，找到委中穴，用闪火法拔罐于患侧委中穴上，留罐 10~15 分钟。

Step 5 拔腰夹脊穴

俯卧位，找到腰夹脊穴，用闪火法拔罐于患侧腰夹脊穴上，留罐 10~15 分钟。

疗程

每日 1 次，10 次为 1 个疗程，疗程间休息 3~5 天。

专家点评

"腰背委中求"，委中主治腰背部的疼痛不适；肾俞、大肠俞、腰夹脊、环跳能够疏经通络，为治疗腰骶疼痛的要穴。诸穴合用使筋疏络通，血活痛止。

贴心提示

1. 急性期，应卧床休息，睡硬板床较好。

2. 应在医生的指导下进行适当的腰部活动，有助膨出间盘的恢复。

3. 注意下肢及腰部的保暖，不宜受寒。

急性腰扭伤

急性腰扭伤，是由于用力过度或不当、姿势不正确或闪挫、跌打损伤等直接作用于腰部，使腰部的肌肉组织发生剧烈扭转、牵拉。主要症状为：急性或渐进性的腰痛，腰肌紧张，活动受限。

 选用穴位

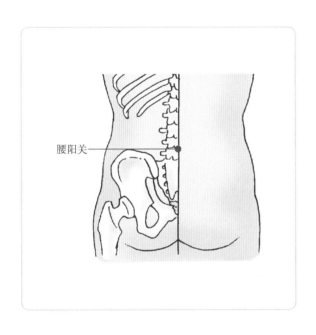

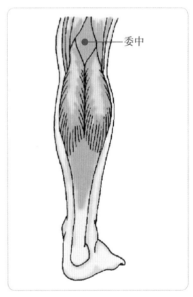

拔罐方法

Step 1　拔腰阳关

俯卧位，找到腰阳关穴，用闪火法拔罐于腰阳关穴上，留罐 15 ~ 20 分钟。

Step 2　拔阿是穴（腰痛点）

俯卧位，找到腰痛敏感点，用闪火法拔罐于腰痛点上，留罐 15 ~ 20 分钟。

Step 3　拔委中

俯卧位，找到委中穴，用闪火法拔罐于患侧委中穴上，留罐 15 ~ 20 分钟。

疗程

每日 1 次，5 次为 1 个疗程。

专家点评

　　本病采用局部取穴和循经取穴相结合的方法，腰阳关、腰部阿是穴能活血化瘀、疏经止痛，委中穴主治腰背部的一切疾病，诸穴合用，使瘀去、络通、痛止。

贴心提示

1. 进行各种活动或劳动应量力而行，避免用力过猛或跌打损伤。
2. 治疗前应明确诊断，排除骨折、关节损伤等器质性病变。
3. 治疗期间注意适量活动，保证腰部的功能。
4. 注意防寒保暖，防止腰部受凉。

腰肌劳损

腰肌劳损，是由于长期腰部姿势不良以及弯腰工作引起的腰骶部肌肉、筋膜以及韧带等组织的慢性损伤。主要症状为腰脊酸痛，或腰部的慢性疼痛，时轻时重，缠绵难愈。

 选用穴位

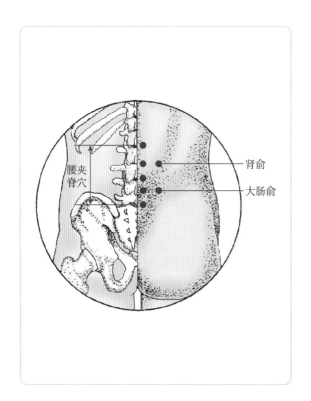

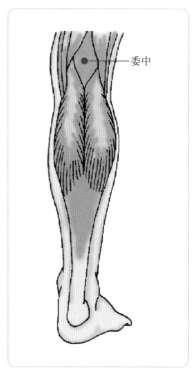

拔罐方法

Step 1 拔腰夹脊穴

俯卧位，找到腰夹脊穴，用闪火法拔罐于腰夹脊穴上，留罐 15～20 分钟。

Step 2 拔肾俞

俯卧位，找到肾俞穴，用闪火法拔罐于肾俞穴上，留罐 15～20 分钟。

Step 3 拔大肠俞

俯卧位，找到大肠俞穴，用闪火法拔罐于大肠俞穴上，留罐 15～20 分钟。

Step 4 拔委中

俯卧位，找到委中穴，用闪火法拔罐于委中穴上，留罐 15～20 分钟。

疗程

每日 1 次，10 次为 1 个疗程，疗程间休息 3～5 天。

专家点评

　　腰部为膀胱经所过，膀胱经受损，致气血瘀阻，故取肾俞、大肠俞及相应夹脊（腰病变部位）以通利膀胱经脉、调和气血，使腰局部气滞血瘀得以消散；复取委中，委中系历代治疗腰肌劳损之经验穴。诸穴伍用，能活血化瘀、疏经通络止痛。

贴心提示

1. 此病系慢性病程，治疗期间及以后应避免腰部长期的姿势不良。
2. 注意腰部的防寒保暖，避免受凉。
3. 适量做一些锻炼腰部肌肉的运动，如广播体操等。

坐骨神经痛

坐骨神经痛是因腰椎间盘突出、椎管内肿瘤、腰椎结核、腰骶神经根炎、骶髂关节炎、盆腔内肿瘤、妊娠子宫压迫、臀部外伤、梨状肌综合征、臀肌注射不当等多种原因导致的坐骨神经病变。主要症状为坐骨神经通路及其分布区域内（臀部、大腿后侧、小腿后外侧和足的外侧面）的疼痛。

 选用穴位

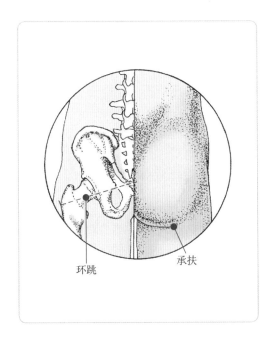

环跳　　　承扶

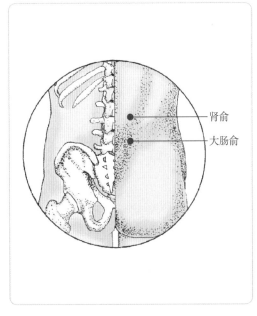

肾俞

大肠俞

拔罐方法

Step 1　拔环跳

侧卧位，找到患侧环跳穴，用闪火法拔罐于环跳穴上，留罐 15～20 分钟。

Step 2　拔肾俞

侧卧位，找到肾俞穴，用闪火法拔罐于肾俞穴上，留罐 15～20 分钟。

Step 3　拔大肠俞

侧卧位，找到大肠俞穴，用闪火法拔罐于大肠俞穴上，留罐 15～20 分钟。

Step 4　拔承扶

侧卧位，找到患侧承扶穴，用闪火法拔罐于承扶穴上，留罐 15～20 分钟。

疗程

每日 1 次，10 次为 1 个疗程，疗程间休息 3～5 天。

专家点评

拔肾俞、大肠俞以疏调足太阳膀胱经腰部的经气，舒缓经脉；拔环跳能够疏通足少阳经脉的气血；配合承扶疏通腿部经脉。四穴合用，共奏舒筋通络、活血止痛之功。

贴心提示

1. 养成良好的生活、工作姿势，注意平时的站姿、睡姿、坐姿及工作姿势的合理性。

2. 合理变换体位，防止单一体位的超负荷，避免长时间的久坐。

3. 硬板床休息，可以做床上体操。

4. 注意腰腿部的保护，避免受凉、感染、损伤，运动后潮湿的衣服应及时换洗。

足跟痛

足跟痛，是由于足跟的骨质、关节、滑囊、筋膜等处病变引起的疾病。主要症状为：足跟一侧或两侧疼痛，行走不便，轻者走路或久站时出现，重者则足跟肿胀，不能站立和行走，甚至平卧时也会出现酸胀、不适等症状。该病常见于中老年人，现在也常见于一些年轻女性。

 选用穴位

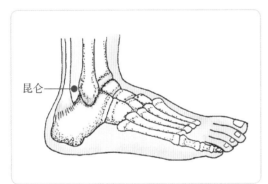

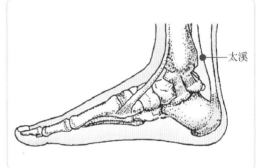

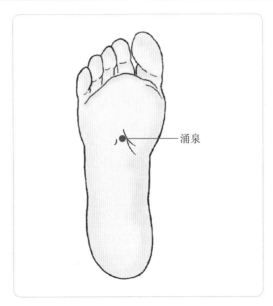

拔罐方法

Step 1 拔昆仑

仰卧位，找到患侧昆仑穴，用闪火法拔罐于昆仑穴上，留罐 15～20 分钟。

Step 2 拔太溪

仰卧位，找到患侧太溪穴，用闪火法拔罐于太溪穴上，留罐 15～20 分钟。

Step 3 拔涌泉

仰卧位，找到患侧涌泉穴，用闪火法拔罐于涌泉穴上，留罐 15～20 分钟。

Step 4 拔阿是穴

仰卧位，找到患侧阿是穴（疼痛最明显的地方），用闪火法拔罐于阿是穴上，留罐 15～20 分钟。

疗程

每日 1 次，10 次为 1 个疗程，疗程间休息 3～5 天。坚持 3 个疗程。

专家点评

足跟痛，中医认为系肾虚所致，太溪为肾经原穴，涌泉为肾经井穴，二穴合用能补益肾经气血；昆仑能疏经活血通络；加疼痛明显处阿是穴，活血化瘀止痛。四穴合用，肾虚得补，经络得通，疼痛可止。

贴心提示

1. 注意控制活动量，避免长时间的走动与站立。
2. 在治疗的同时应服用补肾的药物，如六味地黄丸。
3. 应穿软底鞋，或在患侧鞋内放置海绵垫。
4. 每天应用温水泡脚或局部热敷。

风湿性关节炎

风湿性关节炎是一种与链球菌感染相关的变态反应性疾病。主要症状为多发性、对称性、游走性关节炎，主要累及四肢大关节，尤其是膝、踝、肘、腕关节。关节局部红肿热痛反复发作，炎症消退后关节功能可完全恢复，不留畸形。

 选用穴位

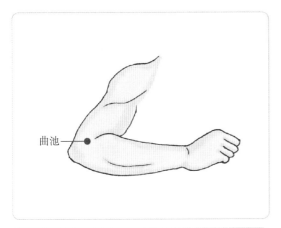

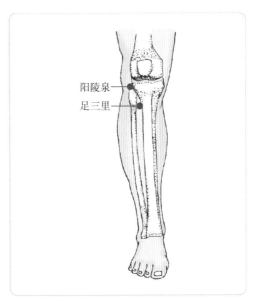

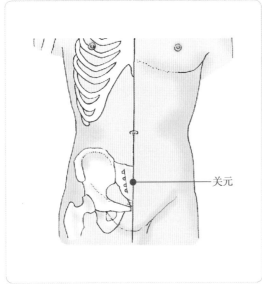

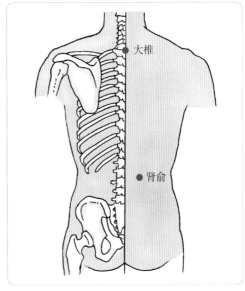

拔罐方法

拔罐方法 1

Step 1 拔曲池

仰卧位，找到曲池穴，用闪火法拔罐于曲池穴上，留罐 10 ~ 15 分钟。

Step 2 拔足三里

仰卧位，找到足三里穴，用闪火法拔罐于足三里穴上，留罐 10 ~ 15 分钟。

Step 3 拔关元

仰卧位，找到关元穴，用闪火法拔罐于关元穴上，留罐 10 ~ 15 分钟。

拔罐方法 2

Step 1 拔大椎

俯卧位，找到大椎穴，用闪火法拔罐于大椎穴上，留罐 10 ~ 15 分钟。

Step 2 拔阳陵泉

俯卧位，找到阳陵泉穴，用闪火法拔罐于阳陵泉穴上，留罐 10 ~ 15 分钟。

Step 3 拔肾俞

俯卧位，找到肾俞穴，用闪火法拔罐于肾俞穴上，留罐 10 ~ 15 分钟。

疗程

两种方法交替使用，每日 1 次，10 次为 1 个疗程，疗程间休息 3 ~ 5 天。

专家点评

风湿性关节炎属中医痹证范畴，风、寒、湿三邪合而为痹。正气存内邪不可干，故选肾俞、关元补益正气；足三里、曲池是提高免疫力的要穴，同时能疏通关节经络，活血散寒止痛；阳陵泉为筋会，能疏经活络止痹痛；大椎乃祛风要穴，诸穴合用，共奏祛风胜湿、散寒止痛之功。

贴心提示

1. 居住的房间应向阳、通风、干燥，保持室内的空气新鲜，被褥要轻暖干燥，经常晾晒。

2. 一年四季，梳洗及做家务时都应用温水，关注天气变化，注意防寒保暖。

3. 坚持锻炼，增强体质，防止感冒。

4. 饮食应清淡而富有营养，少食辛辣、生冷、油腻的食物。

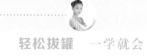

痿 证

痿证，是指由于多种原因导致机体筋脉失养。主要症状为缓慢进行性加重的肢体肌肉的软弱无力，病情严重会出现肌肉萎缩或瘫痪。

 选用穴位

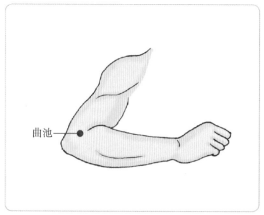

曲池

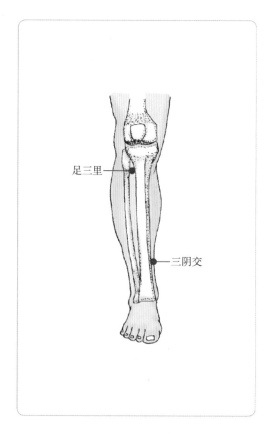

足三里

三阴交

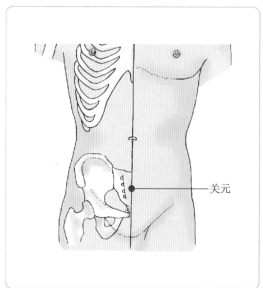

关元

拔罐方法

拔罐方法 1

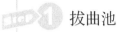 **拔曲池**

仰卧位，找到曲池穴，用闪火法拔罐于曲池穴上，留罐 10 ~ 15 分钟。

拔足三里

仰卧位，找到足三里穴，用闪火法拔罐于足三里穴上，留罐 10 ~ 15 分钟。

拔关元

仰卧位，找到关元穴，用闪火法拔罐于关元穴上，留罐 10 ~ 15 分钟。

拔三阴交

仰卧位，找到三阴交穴，用闪火法拔罐于三阴交穴上，留罐 10 ~ 15 分钟。

拔罐方法 2

找到膀胱经、督脉，在皮肤表面涂按摩乳或润滑油，选择大小适当的火罐，用闪火法将火罐吸拔于膀胱经上，然后将火罐沿膀胱经和督脉做来回推拉走罐数次，直到两经的皮肤发红。

疗程

两种方法交替使用，每日 1 次，10 次为 1 个疗程，疗程间休息 3 ~ 5 天。

 专家点评

曲池、足三里均为手足阳明经的合穴，阳明经多气多血，能益气养血，主治肌肉痿软无力；三阴交是肝、脾、肾三经交会穴，能健脾和胃、补益肝肾，培补先天之本；关元补气以行血；在督脉、膀胱经走罐，能够振奋一身阳气，可调阴阳、行气血、调理五脏。诸穴合用，能培补先天，调理后天，气血双补，症状可缓解。

贴心提示

1 本病采用拔罐疗法能够取得较好的疗效，如已出现畸形，应积极配合其他疗法。

2 肌肉已萎缩卧床的患者，应积极配合按摩，保持四肢的功能；采用适当的体位，避免长期同一个姿势，以免出现褥疮。

3 在治疗同时应该加强功能训练，以助早日康复。

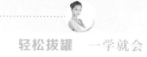

偏 瘫

偏瘫属于中风后遗症范畴，因气血逆乱，导致脑脉痹阻或血溢于脑，而遗留的病症。主要症状为：半身不遂，一侧肢体偏枯不用，或痿软无力，或麻木不仁，常有感觉异常，或伴有口眼㖞斜、口角不正、口角流涎、言语不利等。

 选用穴位

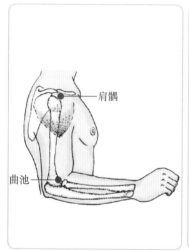

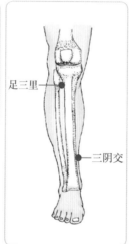

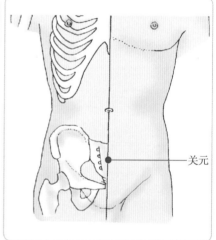

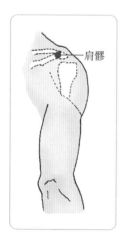

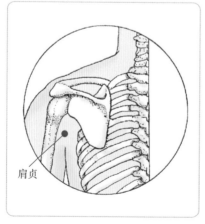

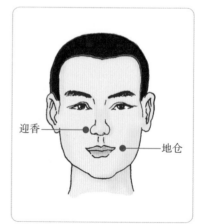

拔罐方法

STEP 1　拔曲池

仰卧位，找到曲池穴，用闪火法拔罐于曲池穴上，留罐 10 ~ 15 分钟。

STEP 2　拔足三里

仰卧位，找到足三里穴，用闪火法拔罐于足三里穴上，留罐 10 ~ 15 分钟。

STEP 3　拔关元

仰卧位，找到关元穴，用闪火法拔罐于关元穴上，留罐 10 ~ 15 分钟。

STEP 4　拔三阴交

仰卧位，找到三阴交穴，用闪火法拔罐于三阴交穴上，留罐 10 ~ 15 分钟。

STEP 5　拔肩三针

仰卧位，找到患侧肩髃、肩髎、肩贞穴，用闪火法拔罐于此三穴上，留罐 10 ~ 15 分钟。

伴口眼㖞斜者加拔以下两穴：

STEP 1　拔地仓

仰卧位，找到患侧地仓穴，用闪火法拔罐于地仓穴上，留罐 10 分钟。

STEP 2　拔迎香

仰卧位，找到患侧迎香穴，用闪火法拔罐于迎香穴上，留罐 10 分钟。

疗程

每日 1 次，10 次为 1 个疗程，疗程间休息 3 ~ 5 天。

专家点评

　　偏瘫属本虚标实，人至中年气血亏虚，心肝肾三藏阴阳失调，气血郁阻，不能濡养经脉，致一侧肢体偏枯不用。阳明经多气多血，选阳明经腧穴曲池、足三里振奋一身气血，还可疏通局部经脉；关元为足三阴经与任脉的交会穴，元阴元阳关藏处，三阴交为三阴经的交会穴，二穴共用可培补元气，通调一身之阴阳；肩三针、迎香、地仓，活血通络，疏通局部经脉。诸穴合用，则经脉可通，功能可复。

 贴心提示

1. 本病针罐结合疗效好，患者在居家拔罐的同时也可以进行针灸治疗。
2. 治疗的同时应配合按摩，防止肌肉失用性萎缩。
3. 患者应加强功能训练，以助早日康复。

湿疹

湿疹，是一种常见的过敏性、炎症性皮肤病。皮损为对称性、多形性损害，可出现红斑、丘疹、水疱、糜烂、渗出、结痂等，多见于颜面、肘窝、阴囊等部，严重时可蔓延至全身，常反复发作，易成慢性。

 选用穴位

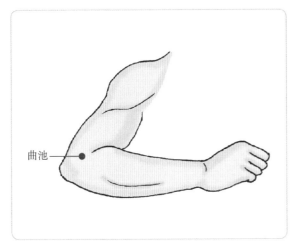

曲池

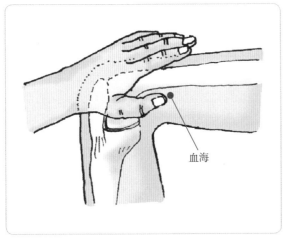

血海

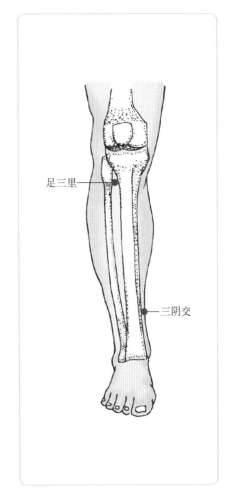

足三里

三阴交

拔罐方法

step 1 拔曲池

仰卧位，找到曲池穴，用闪火法拔罐于曲池穴上，留罐 10 ~ 15 分钟。

step 2 拔足三里

仰卧位，找到足三里穴，用闪火法拔罐于足三里穴上，留罐 10 ~ 15 分钟。

step 3 拔血海

仰卧位，找到血海穴，用闪火法拔罐于血海穴上，留罐 10 ~ 15 分钟。

step 4 拔三阴交

仰卧位，找到三阴交穴，用闪火法拔罐于三阴交穴上，留罐 10 ~ 15 分钟。

疗程

每日 1 次，10 次为 1 个疗程，疗程间休息 3 ~ 5 天。

专家点评

曲池为手阳明经合穴，清热活血，息风止痒；血海补血润燥，息风止痒；三阴交、足三里合用，既能健脾化湿又能补益气血。四穴合用，共奏健脾化湿、息风止痒之功。

贴心提示

1. 清淡饮食，忌食辛辣刺激性食物，如羊肉、辣椒等发物。
2. 患处忌用热水或肥皂水清洗，尽量避免抓搔，如有感染应配合药物治疗。
3. 积极参加体育锻炼，增强免疫力。
4. 保持患处的清洁、干燥。

荨麻疹

荨麻疹又称瘾疹，是一种常见的过敏性疾病，可因外界冷热刺激，或食物、药物、生物制品、病毒感染、肠寄生虫或精神刺激等因素而诱发。主要症状为：身体瘙痒，搔抓后出现红斑隆起，形如豆瓣，堆累成片，发无定处，忽隐忽现，退后不留任何痕迹。

 选用穴位

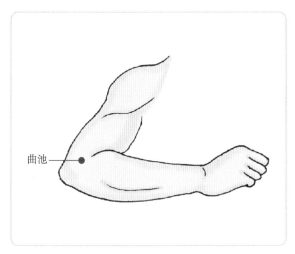

曲池

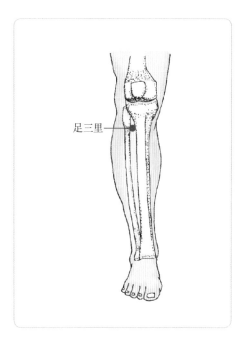

足三里

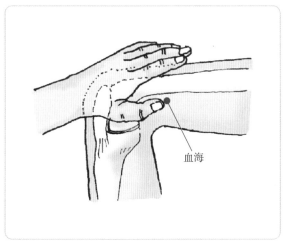

血海

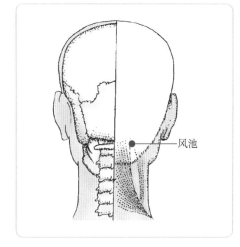

风池

拔罐方法

Step 1 拔曲池

仰卧位，找到曲池穴，用闪火法拔罐于曲池穴上，留罐 10～15 分钟。

Step 2 拔足三里

仰卧位，找到足三里穴，用闪火法拔罐于足三里穴上，留罐 10～15 分钟。

Step 3 拔血海

仰卧位，找到血海穴，用闪火法拔罐于血海穴上，留罐 10～15 分钟。

Step 4 拔风池

仰卧位，找到风池穴，用闪火法拔罐于风池穴上，留罐 10～15 分钟。

疗程

每日 1 次，10 次为 1 个疗程，疗程间休息 3～5 天。

专家点评

曲池、足三里为阳明经合穴，益气活血，息风止痒；血海补血润燥，息风止痒；风池祛风止痒。四穴合用，共奏息风止痒之功。

贴心提示

1. 清淡饮食，忌食辛辣发物。
2. 坚持锻炼，提高抵抗力。
3. 避免接触过敏源。
4. 对慢性反复发作的荨麻疹应查找病因。

皮肤瘙痒症

皮肤瘙痒症，是一种仅有皮肤瘙痒，无原发性皮肤损害的皮肤病。患者常因痒而搔抓不止，皮肤常有抓痕、结痂、色素沉着等。

 选用穴位

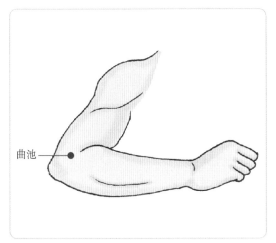

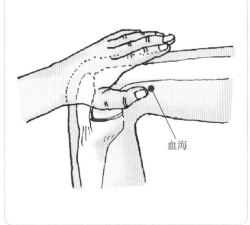

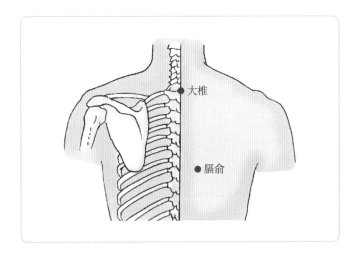

拔罐方法

STEP 1 拔曲池

俯卧位，找到曲池穴，用闪火法拔罐于曲池穴上，留罐 10 ~ 15 分钟。

STEP 2 拔膈俞

俯卧位，找到膈俞穴，用闪火法拔罐于膈俞穴上，留罐 10 ~ 15 分钟。

STEP 3 拔血海

俯卧位，找到血海穴，用闪火法拔罐于血海穴上，留罐 10 ~ 15 分钟。

STEP 4 拔大椎

俯卧位，找到大椎穴，用闪火法拔罐于大椎穴上，留罐 10 ~ 15 分钟。

疗程

每日 1 次，10 次为 1 个疗程，疗程间休息 3 ~ 5 天。

专家点评

曲池清热活血，息风止痒；血海、膈俞活血补血，润燥止痒；大椎清热泻火止痒。四穴合用，共奏息风活血、润燥止痒之功。

贴心提示

1. 清淡饮食，避免辛辣刺激的食物。

2. 规律作息，适当锻炼，避免过冷过热的刺激。

3. 洗澡时避免使用水温过热及碱性过强的洗浴用品，可使用浴盐，沐浴后用凡士林保护皮肤。

近视眼

近视眼，是指眼球在静止状态下，5 米以外的平行光经过眼的屈光系折光之后，在视网膜之前集合成像，在视网膜上则结成不清楚的象。主要症状为近看清晰，远看模糊，常伴有视疲劳，如头痛、头晕、眼珠胀痛、恶心等。

 选用穴位

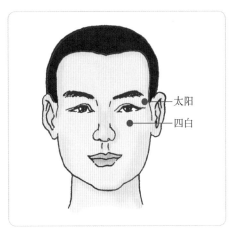

太阳
四白

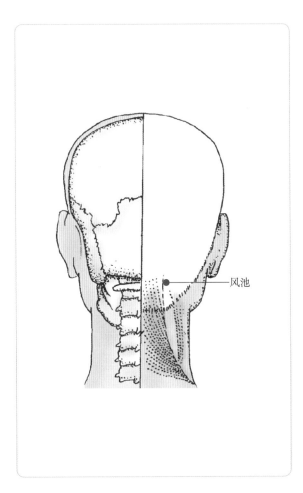

风池

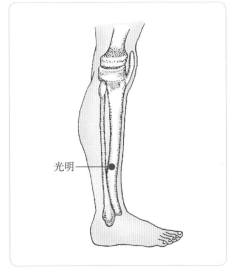

光明

拔罐方法

Step 1 拔风池

坐位，找到风池穴，用闪火法拔罐于风池穴上，留罐 10～15 分钟。

Step 2 拔四白

坐位，找到四白穴，用闪火法拔罐于四白穴上，留罐 10 分钟。

Step 3 拔太阳

坐位，找到太阳穴，用闪火法拔罐于太阳穴上，留罐 10 分钟。

Step 4 拔光明

坐位，找到光明穴，用闪火法拔罐于光明穴上，留罐 10～15 分钟。

疗程

每日 1 次，10 次为 1 个疗程，疗程间休息 3～5 天。

专家点评

光明为治目疾要穴，能疏风清热、泻肝明目，与风池相配，主治视物不清；太阳为经外奇穴，主治目眩头痛、目赤、目涩，与风池相配，能清热解毒、疏风散邪，与光明相合，可养肝明目、滋补肝肾；四白主治近视，与风池相配，可疏肝明目。四穴合用，使肝肾得养，风热得清，双目可明。

贴心提示

1. 阅读时，应保证光线充足，姿势端正，眼睛应与读物保持适当的距离；避免在行驶的车辆上阅读。

2. 防止用眼过度，电脑前工作时应与电脑保持适当的距离，避免持续长时间的注视电脑，应每隔 50～60 分钟，休息 5～10 分钟；并观看远处景物和绿色植物；应每天做一遍眼保健操。

3. 摄取充足的营养，清淡饮食，避免辛辣。

4. 定期进行眼科检查。

麦粒肿

麦粒肿，俗称"针眼"，是一种常见的眼睑腺组织急性化脓性炎症。初期可见眼睑局限性红肿硬结，发痒疼痛，继而红肿疼痛加剧，轻者几日可消散，重者硬结顶部可出现黄色脓点，溃后脓出而愈，但会复发。

 选用穴位

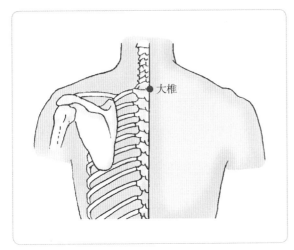

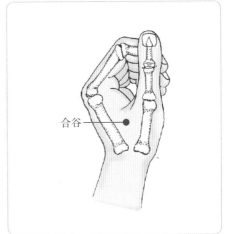

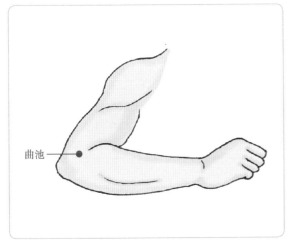

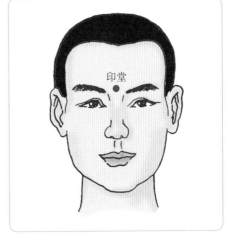

拔罐方法

Step 1 拔大椎

坐位，找到大椎穴，用闪火法拔罐于大椎穴上，留罐 10～15 分钟；或点刺放血后再拔罐，留罐 10～15 分钟。

Step 2 拔合谷

坐位，找到合谷穴，用闪火法拔罐于合谷穴上，留罐 10～15 分钟。

Step 3 拔曲池

坐位，找到曲池穴，用闪火法拔罐于曲池穴上，留罐 10～15 分钟。

Step 4 拔印堂

坐位，找到印堂穴，用闪火法拔罐于印堂穴上，留罐 10～15 分钟。

疗程

每日 2 次，早、晚各 1 次。

专家点评

本病中医认为属热证，大椎是三阳经与督脉交会穴，主治一切热证，点刺出血可治目赤肿痛，与曲池、合谷相配，能解表泻热；印堂与合谷相配，能清热明目、消肿止痛。四穴合用，使热去肿消痛止。

贴心提示

1. 疾病初起时治疗效果明显，点刺放血再拔罐效果好。

2. 脓成，应立即去医院排脓引流。

3. 切忌挤压，防止炎症扩散。

4. 应食清淡而富有营养的饮食，忌食辛辣刺激的发物。

鼻窦炎

鼻窦炎，是鼻部的常见疾病，分为急性、慢性两种，急性鼻窦炎常累及一个鼻窦，慢性鼻窦炎多继发于急性鼻窦炎之后，主要症状为：鼻中流涕，或清或黄，或伴有腥味，嗅觉减退，鼻痒，喷嚏时作。慢性鼻窦炎长久不愈，时发时止，时轻时重，容易感冒，或伴有头痛。

 选用穴位

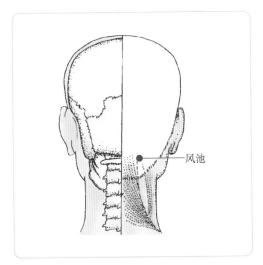

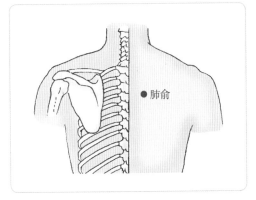

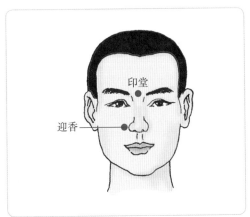

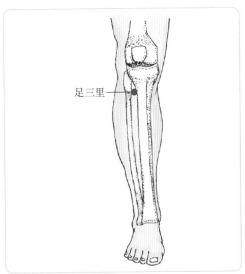

拔罐方法

Step 1 拔风池

坐位，找到风池穴，用闪火法拔罐于风池穴上，留罐 10~15 分钟。

Step 2 拔肺俞

坐位，找到肺俞穴，用闪火法拔罐于肺俞穴上，留罐 10~15 分钟。

Step 3 拔迎香

坐位，找到迎香穴，用闪火法拔罐于迎香穴上，留罐 10 分钟。

Step 4 拔印堂

坐位，找到印堂穴，用闪火法拔罐于印堂穴上，留罐 10 分钟。

Step 5 拔足三里

坐位，找到足三里穴，用闪火法拔罐于足三里穴上，留罐 10~15 分钟。

疗程

每日 1 次，10 次为 1 个疗程，疗程间休息 3 天。

专家点评

肺开窍于鼻，肺俞为肺的背俞穴，主治一切肺系疾病，与风池相配，具有疏风解表、宣肺利窍之功；迎香是治疗鼻疾的要穴，与印堂相配，能宣肺气、利鼻窍，主治急慢性鼻炎；足三里为保健要穴，能健脾益气、培补正元，能防止感冒，避免病情的进一步加重。

贴心提示

1. 患者出现鼻塞流涕症状应及时到医院就诊，以防止延误治疗转为慢性，造成治疗困难。

2. 每天应用冷水洗脸，同时按摩迎香穴。

3. 注意防寒保暖，避免在天气变化时着凉、感冒。

4. 经常参加体育锻炼，以增强抵抗力。

鼻衄（鼻出血）

　　鼻衄，俗称鼻出血，是由多种原因引起的鼻腔出血、涕中带血，或在用力擤鼻涕时出现。常伴有头晕、口鼻干燥、咳嗽、发热、手足心热、失眠多梦等不适。

 选用穴位

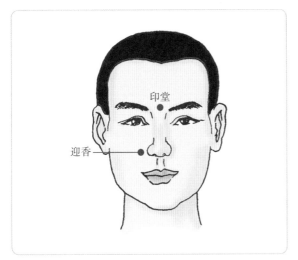

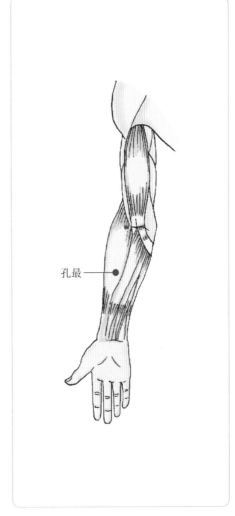

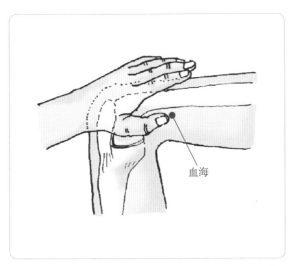

拔罐方法

Step 1 拔迎香

坐位，找到迎香穴，用闪火法拔罐于迎香穴上，留罐 10 分钟。

Step 2 拔印堂

坐位，找到印堂穴，用闪火法拔罐于印堂穴上，留罐 10 分钟。

Step 3 拔血海

坐位，找到血海穴，用闪火法拔罐于血海穴上，留罐 10 ~ 15 分钟。

Step 4 拔孔最

坐位，找到孔最穴，用闪火法拔罐于孔最穴上，留罐 10 ~ 15 分钟。

疗程

每日 1 次，10 次为 1 个疗程，疗程间休息 3 天。

专家点评

迎香是治疗鼻疾的要穴，与印堂相配，能清泻肺热、通利鼻窍；孔最为手太阴肺经郄穴，善治鼻衄；血海乃气血归聚之海，能调和营血，与迎香、印堂合用，使血行归经、通宣鼻窍。

贴心提示

1. 鼻出血由多种原因导致，如果反复多次出现鼻出血，应及时就诊，明确病因：如血小板过低、鼻腔血管畸形、鼻腔干燥等，根据病因对症治疗。

2. 避免对鼻腔的损伤，防止手指抠挖鼻涕或用力擤鼻涕导致鼻腔的血管损伤产生出血。

3. 平素应清淡饮食，避免辛辣、煎炸之品。

4. 早晨应用冷水洗脸，同时用手按摩迎香穴。

咽 炎

咽炎，是咽部黏膜、黏膜下及淋巴组织的弥漫性炎症，常为上呼吸道感染的一部分。根据病程可分为急性咽炎和慢性咽炎。主要症状为咽部的不适感，如灼热、干燥、微痛、发痒、异物感，患者习惯以咳嗽清除分泌物，清除分泌物后症状缓解。

 选用穴位

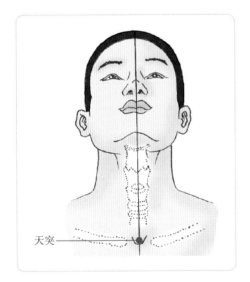

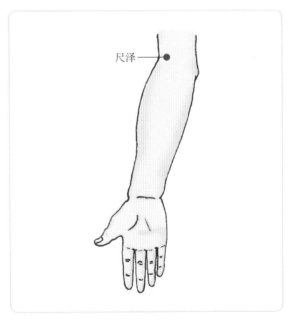

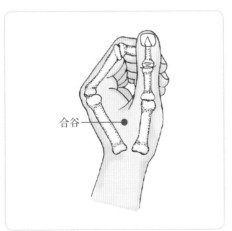

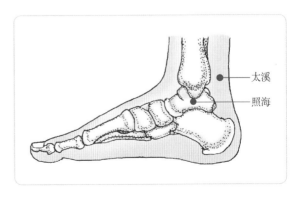

拔罐方法

急性咽炎

Step 1 拔天突

坐位，找到天突穴，用闪火法拔罐于天突穴上，留罐 10 ~ 15 分钟。

Step 2 拔尺泽

坐位，找到尺泽穴，先用三棱针点刺放血，后用闪火法拔罐于尺泽穴上，留罐 10 ~ 15 分钟。

Step 3 拔合谷

坐位，找到合谷穴，用闪火法拔罐于合谷穴上，留罐 10 ~ 15 分钟。

慢性咽炎

Step 1 拔天突

坐位，找到天突穴，用闪火法拔罐于天突穴上，留罐 10 ~ 15 分钟。

Step 2 拔太溪

坐位，找到太溪穴，用闪火法拔罐于太溪穴上，留罐 10 ~ 15 分钟。

Step 3 拔照海

坐位，找到照海穴，用闪火法拔罐于照海穴上，留罐 10 ~ 15 分钟。

疗程

急性咽炎：每日 2 次，早、晚各 1 次。

慢性咽炎：每日 1 次，10 次为 1 个疗程，疗程间休息 3 天。

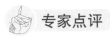 **专家点评**

　　急性咽炎以实热为主，慢性咽炎以虚热为主。尺泽点刺放血能清泻肺经风热；天突为任脉与阴维脉的交会穴，功效宣肺理气、消痰止咳，与尺泽、合谷相配，可泻肺降火利咽，主治咽喉肿痛；太溪为足少阴肾经原穴，照海通阴跷，两穴合用可滋阴降火，引虚火下行，为治疗虚热咽喉痛的要穴，与天突共用，以助清利咽喉。

贴心提示

1. 注意锻炼身体，增强体质，防止呼吸道感染。
2. 戒烟限酒，避免烟酒对咽喉的不良刺激。
3. 清淡饮食，少食辛辣、煎炸之品。
4. 避免过多讲话，注意休息，多饮白开水。

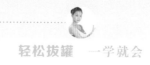
耳 鸣

　　耳鸣，是指患者听到来源于耳部或头部的声音，是耳科、内科、神经科、精神科等多种疾病的症状之一，该病常反复发作，经久不愈。主要表现为：患者能听到呈铃声、嗡嗡声、哨声、知了声、汽笛声等的各种音调，常伴有头晕、失眠、全身乏力、烦躁易怒等不适。

 选用穴位

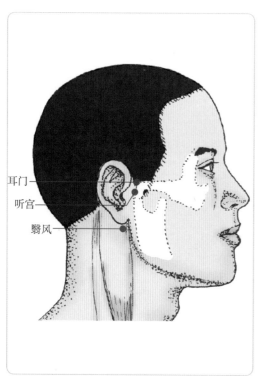

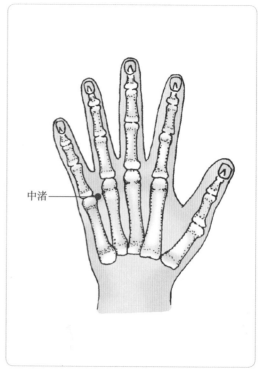

拔罐方法

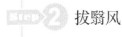 **拔耳门、听宫**

坐位，找到患侧耳门、听宫（两穴距离很近，最小的火罐也能同时覆盖两个穴位）穴，用闪火法拔罐于耳门、听宫穴上，留罐 10 ~ 15 分钟。

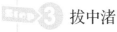 **拔翳风**

坐位，找到患侧翳风穴，用闪火法拔罐于翳风穴上，留罐 10 ~ 15 分钟。

拔中渚

坐位，找到中渚穴，用闪火法拔罐于中渚穴上，留罐 10 ~ 15 分钟。

疗程

每日 1 次，10 次为 1 个疗程，疗程间休息 3 天。

 专家点评

耳门、听宫、翳风调和耳窍气血，有聪耳止鸣作用；中渚为三焦经输穴，能清泻少阳风热，与翳风、听宫相配，可开窍聪耳。四穴合用，使耳窍得开，风热得清，耳鸣可止。

 贴心提示

1. 长时间的噪声接触能够直接导致耳鸣，不要长时间、大音量地使用耳机，避免长时间的噪音接触，应减少噪音声源或佩戴防护耳罩、耳塞以保护听力。

2. 适当调节工作节奏，避免长时间处于精神高度紧张和身体疲劳的状态，放松心情，转移注意力。

3. 长时间耳鸣应及时就医，明确病因。

4. 尽量少食含酒精和咖啡因的食物，以免耳鸣加重，少食辛辣的食物。

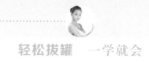
牙 痛

牙痛，是多种牙齿疾病和牙周疾病的常见症状，主要临床表现为：牙齿疼痛或伴有肿胀、灼热，咀嚼困难，遇冷热酸甜刺激，症状可加重。

 选用穴位

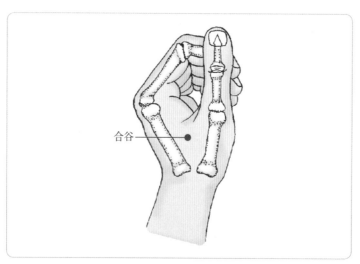

合谷

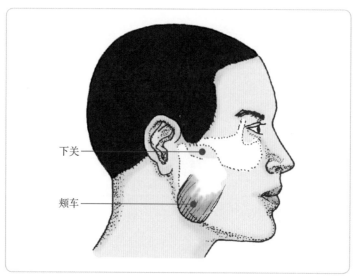

下关

颊车

拔罐方法

1 拔合谷

坐位，找到合谷穴，用闪火法拔罐于合谷穴上，留罐 10～15 分钟。

2 拔下关

坐位，找到患侧下关穴，用闪火法拔罐于下关穴上，留罐 10～15 分钟。

3 拔颊车

坐位，找到患侧颊车穴，用闪火法拔罐于颊车穴上，留罐 10～15 分钟。

疗程

每日 2 次，早、晚各 1 次。

专家点评

合谷为大肠经原穴，是全身的镇静镇痛要穴，"面口合谷收"，主治头面部一切疾患，能调节气血、活血止痛，与颊车、下关相配，可通经活络止痛，主治牙痛。

贴心提示

1. 牙痛发作时，忌食辛辣刺激的食物，避免疼痛加重。
2. 因龋齿、牙髓感染、冠周炎等导致的牙痛，应针对病因进行治疗。
3. 平时注意口腔卫生，早晚刷牙，每次刷牙不少于 3 分钟，饭后漱口。

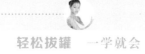

口腔溃疡

　　口腔溃疡，是一种常见的口腔黏膜疾病，主要症状为：口腔黏膜发生浅表的小溃疡，大小不等，直径为2～4毫米，呈圆形或椭圆形，上面覆有白色的坏死组织，易剥脱，周围有红晕，呈烧灼样疼痛。常反复发作，不易根治。

 选用穴位

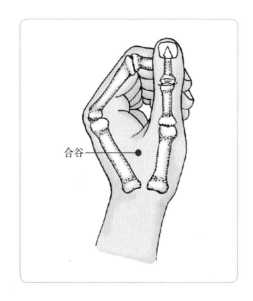

合谷

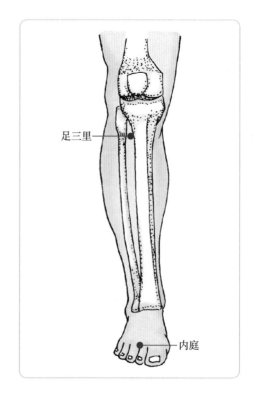

足三里

内庭

拔罐方法

拔合谷

坐位，找到合谷穴，用三棱针点刺出血，后用闪火法拔罐于合谷穴上，留罐10~15分钟。

拔内庭

坐位，找到内庭穴，用三棱针点刺出血，后用闪火法拔罐于内庭穴上，留罐10~15分钟。

拔足三里

坐位，找到足三里穴，用闪火法拔罐于足三里穴上，留罐10~15分钟。

疗程

每日1次，10次为1个疗程，疗程间休息3天。

专家点评

内庭为足阳明经的荥穴，能清热泻火；合谷是治疗面口疾患的效穴；足三里为全身强壮要穴，能够健脾强胃、扶助正气。三穴合用，标本兼治，口疮可除。

贴心提示

1.规律作息，避免熬夜，加强体育锻炼，提高身体的免疫力，注意劳逸结合。

2.注意口腔卫生，口腔溃疡发作时，每天应用淡盐水漱口。

3.少食辛辣刺激的食物，多食含纤维素丰富的食物如芹菜、木耳、菠菜等，保持大便通畅。

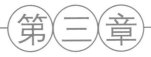

保全家健康的拔罐疗法

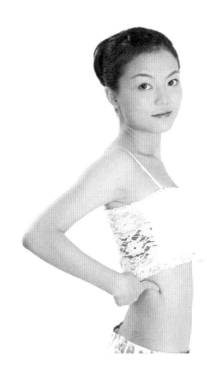

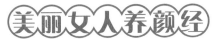

美丽女人养颜经

痤 疮

　　痤疮，俗称"青春痘"，多见于青春期男女，是一种累及毛囊皮脂腺的慢性炎症性皮肤病，好发于颜面、上胸和肩、背等皮脂腺发达的部位。主要症状为：丘疹、脓包、结节、囊肿，有时可挤出碎米样白色脂栓，多无自觉症状或痒痛。

 选用穴位

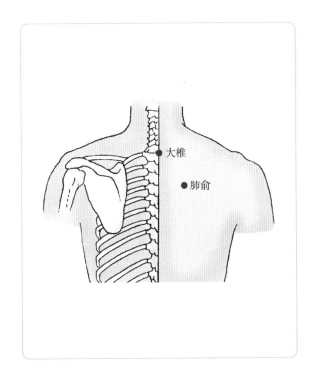

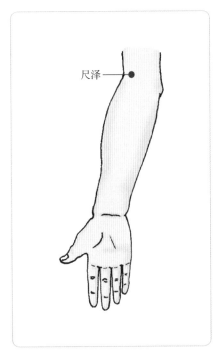

拔罐方法

Step 1 拔肺俞

坐位，找到肺俞穴，用三棱针点刺出血，后用闪火法拔罐于肺俞穴上，留罐 10 ~ 15 分钟。

Step 2 拔大椎

坐位，找到大椎穴，用三棱针点刺出血，后用闪火法拔罐于大椎穴上，留罐 10 ~ 15 分钟。

Step 3 拔尺泽

坐位，找到尺泽穴，用三棱针点刺出血，用闪火法拔罐于尺泽穴上，留罐 10 ~ 15 分钟。

疗程

每日 1 次，10 次为 1 个疗程，疗程间休息 3 天。

专家点评

肺经与大肠经相表里，大肠经循行颜面，肺主皮毛，故取肺俞、尺泽疏风清热化湿，疏散肺经郁热；大椎为督脉与三阳经交会穴，可透达督脉、三阳经之郁热。点刺放血，能够清热凉血化瘀。三穴合用，使肺热得祛，湿热可除。

贴心提示

1. 清淡饮食，规律作息，忌食辛辣刺激、油腻性食物，多食新鲜蔬菜及水果，保持大便通畅。

2. 本病以脂溢性为多，治疗期间禁用化妆品、外擦膏剂，宜用温和无刺激的洁面乳洗面，保持毛孔通畅。

3. 严禁用手挤压，以免引起继发感染，遗留疤痕。

4. 注意口腔卫生，口腔溃疡发作时，每天应用淡盐水漱口。

黄褐斑

　　黄褐斑，是一种以面部发生黄褐色斑片为特征的皮肤病，好发于青年女性，本病的发生可能与妊娠、口服避孕药、内分泌失调、慢性肝病、日光照射、外用化妆品及精神因素相关。主要症状为：淡褐色、深褐色或黑褐色斑片，形状不规则，边界清楚，常对称分布于颜面部，好发于额、眉、颊、鼻、上唇等处，日晒后加重，多无自觉症状。

 选用穴位

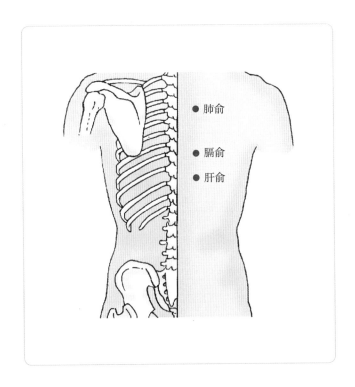

拔罐方法

step 1 拔肺俞

俯卧位，找到肺俞穴，用三棱针点刺出血，后用闪火法拔罐于肺俞穴上，留罐 10 ~ 15 分钟。

step 2 拔膈俞

俯卧位，找到膈俞穴，用三棱针点刺出血，后用闪火法拔罐于膈俞穴上，留罐 10 ~ 15 分钟。

step 3 拔肝俞

俯卧位，找到肝俞穴，用三棱针点刺出血，用闪火法拔罐于肝俞穴上，留罐 10 ~ 15 分钟。

疗程

每日 1 次，10 次为 1 个疗程，疗程间休息 3 天。

专家点评

肺俞为肺脏背俞穴，肺主皮毛，故取肺俞疏散肺经郁热；肝俞为肝脏经气所输注，能疏肝理气、宣泄郁热；膈俞为血之会，能调和营血、活血化瘀；再加三棱针点刺放血，则郁热可祛，瘀血得化，色斑可消。

贴心提示

1. 保持精神愉快，杜绝不良嗜好，规律作息，保证充足的睡眠。

2. 出现黄褐斑后，不要滥用褪色药物，避免使用刺激性的化妆品。

3. 尽量避免太阳暴晒，夏天紫外线强烈，外出时要撑伞或戴太阳帽。

4. 养成良好的饮食习惯，多食富含维生素 C 的食物，如橙子、西红柿、萝卜、菠萝等，多食新鲜蔬菜和水果。

肥　胖

　　肥胖，是指脂肪在体内积聚过多，造成体重超出正常标准，多由热量的摄入大于机体消耗或人体新陈代谢失调导致。脂肪主要沉积于颈部、腰腹部、臀部及乳房等处。肥胖是多种疾病的危险因子，如高血压、冠心病、糖尿病、代谢综合征、脑血管疾病等。主要症状为：纳食较多，形体胖大，嗜食肥甘厚味，胸脘痞闷，动则汗出等。

 选用穴位

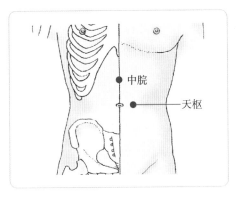

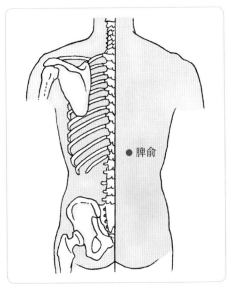

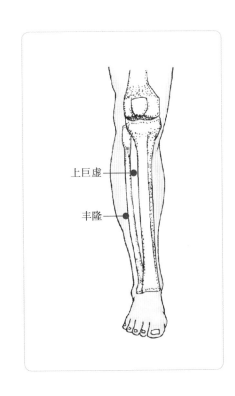

拔罐方法

拔罐方法 1

step 1 拔中脘

仰卧位，找到中脘穴，用闪火法拔罐于中脘穴上，留罐 10～15 分钟。

step 2 拔天枢

仰卧位，找到天枢穴，用闪火法拔罐于天枢穴上，留罐 10～15 分钟。

step 3 拔上巨虚

仰卧位，找到上巨虚穴，用闪火法拔罐于上巨虚穴上，留罐 10～15 分钟。

step 4 拔丰隆

仰卧位，找到丰隆穴，用闪火法拔罐于丰隆穴上，留罐 10～15 分钟。

拔罐方法 2

step 1 按揉膀胱经和督脉

俯卧位，找到腰背部的足太阳膀胱经和督脉，涂按摩油或精油等润滑剂，并轻轻按揉。

step 2 走罐

选择大小适宜的两个玻璃罐，用闪火法将罐吸拔于腰背部，按照膀胱经和督脉的循行路线，来回推拉，直至局部皮肤出现潮红，最后将罐吸拔于脾俞，留罐 10 分钟。

疗程

两种方法交替使用，每日 1 次，10 次为 1 个疗程，疗程间休息 3 天。

专家点评

　　肥胖多由脾虚失健、痰湿内阻所致，中脘为胃经募穴，能健脾和胃、化痰除湿，与天枢相配能通理肠腑、化湿；上巨虚为大肠经下合穴，与天枢相配能清利痰湿；丰隆为治痰要穴，能健脾理气、和胃化痰；背部膀胱经、督脉走罐，能通调全身脏腑。

贴心提示

　　1.控制饮食，不吃零食，尽量少食甜食，对动物性脂肪、啤酒等高能量食物应进行限制，低盐饮食；限制每天的进食热量，在热量控制的前提下应少食多餐，将三餐的食物量分为五餐吃。

　　2.坚持适当的体育锻炼，增加热量消耗，并持之以恒，如慢跑、步行。

　　3.饮食控制与体育锻炼相结合，是最理想的减肥方法。

皮肤粗糙

皮肤粗糙与多种因素有关。肌肤水油平衡失调、新陈代谢能力下降，或日常生活中，强烈的紫外线照射、环境干燥、工作压力大、不良的生活习惯如熬夜、吃快餐、吸烟等因素都会导致肌肤枯瘪无泽，变得干燥、粗糙，甚至萎缩、弹性减弱、皱纹增加。

 选用穴位

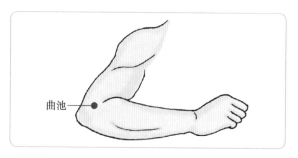

曲池

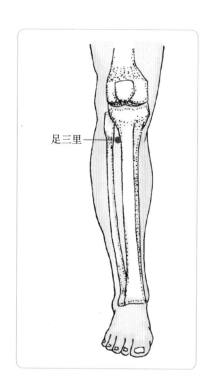

足三里

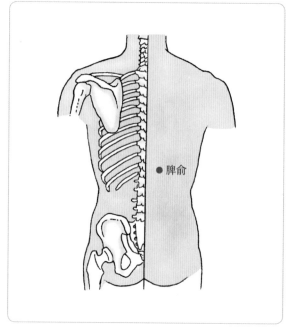

脾俞

拔罐方法

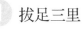**1** 拔足三里

俯卧位，找到足三里穴，用闪火法拔罐于足三里穴上，留罐 10 ～ 15 分钟。

2 拔曲池

俯卧位，找到曲池穴，用闪火法拔罐于曲池穴上，留罐 10 ～ 15 分钟。

3 按揉膀胱经和督脉

俯卧位，找到腰背部的太阳膀胱经和督脉，涂按摩油或精油等润滑剂，并轻轻按揉。

4 走罐

选择大小适宜的 2 个玻璃罐，用闪火法将罐吸拔于腰背部，按照膀胱经和督脉的循行路线，来回推拉，直至局部皮肤出现潮红，最后将罐吸拔于脾俞，留罐 10 分钟。

疗程

每日 1 次，10 次为 1 个疗程，疗程间休息 3 天。

 专家点评

皮肤粗糙多由气血不足、肺气不能润泽肌肤所致。足三里、曲池为阳明经合穴，阳明经多气多血，两穴合用能健脾和胃、益气养血；背部膀胱经、督脉走罐，能通调全身脏腑，使气血经脉通畅，肺气润布全身，则皮肤粗糙可除。

贴心提示

1. 规律作息、健康生活，避免熬夜、吸烟，或长时间坐在电脑或电视机前，避免长时间紫外线照射。

2. 清淡饮食，忌食快餐及辛辣、煎炸之品；多进食新鲜蔬菜水果等富含维生素、纤维素和水分的食物，保持大便通畅；适当摄取油脂。

3. 避免长时间待在干燥的环境内，进入干燥的环境时可以在皮肤表面涂凡士林或润肤乳，防止皮肤水分的过度蒸发。

眼 袋

　　眼袋，就是下眼睑浮肿，由于眼睑皮肤很薄，皮下组织薄而松弛，很容易发生水肿现象，从而产生眼袋。眼袋的形成有诸多因素，多与熬夜、过度疲劳、睡眠不足有关，并与遗传关系密切，且随着年龄的增长愈加明显。

 选用穴位

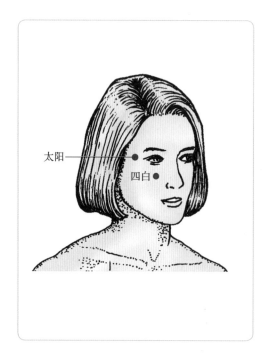

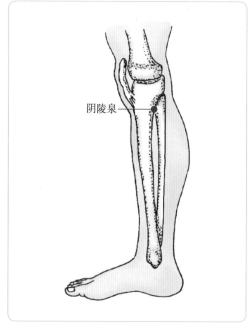

拔罐方法

1　拔太阳

仰卧位，找到太阳穴，先用手指轻轻按揉太阳穴，后用闪火法拔罐于太阳穴上，留罐 5 ~ 10 分钟。

2　拔四白

仰卧位，找到四白穴，先用手指轻轻按揉四白穴，后用闪火法拔罐于四白穴上，留罐 5 ~ 10 分钟。

3　拔阴陵泉

仰卧位，找到阴陵泉穴，后用闪火法拔罐于阴陵泉穴上，留罐 10 ~ 15 分钟。

疗程

每日 1 次，10 次为 1 个疗程，疗程间休息 3 天。

专家点评

眼袋是由脾胃气虚、水湿停滞所致，太阳穴和四白穴合用可改善眼周局部气血运行，阴陵泉为脾经下合穴，能健脾和胃利湿，三穴合用，眼袋可明显缓解。

贴心提示

1.面部皮肤较薄，在留罐的同时应密切观察皮肤的变化，使局部皮肤出现潮红即可起罐，避免皮肤出痧而影响美观。

2.注意休息，保证充足的睡眠，应保证在晚上 10：00 之前上床休息。

3.睡前避免过多饮水。

4.适量进食薏米粥、白扁豆等健脾利湿的食物。

乳房下垂

乳房下垂，是指女性，尤其是年轻的妇女，其乳头的水平位置位于乳房下皱襞（乳房下皱襞，是指乳房下缘和躯干表面结交之处）之下。多因产后、护理不当、减肥速度过快、身体衰老、机能下降有关。

 选用穴位

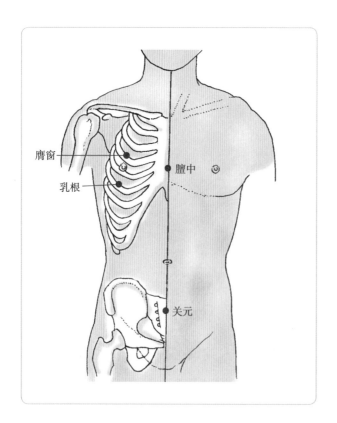

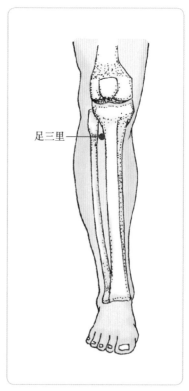

拔罐方法

拔膻中

仰卧位，找到膻中穴，先用手指轻轻按揉膻中穴，后用闪火法拔罐于膻中穴上，留罐 10 ~ 15 分钟。

拔膺窗

仰卧位，找到膺窗穴，先用手指轻轻按揉膺窗穴，后用闪火法拔罐于膺窗穴上，留罐 10 ~ 15 分钟。

拔乳根

仰卧位，找到乳根穴，先用手指轻轻按揉乳根穴，后用闪火法拔罐于乳根穴上，留罐 10 ~ 15 分钟。

拔关元

仰卧位，找到关元穴，先用手指轻轻按揉关元穴，后用闪火法拔罐于关元穴上，留罐 10 ~ 15 分钟。

拔足三里

仰卧位，找到足三里穴，先用手指轻轻按揉足三里穴，后用闪火法拔罐于足三里穴上，留罐 10 ~ 15 分钟。

疗程

每日 1 次，10 次为 1 个疗程，疗程间休息 3 天。

专家点评

乳房下垂，与脾胃气血不足及肾中精气亏虚有关，关元为人身元阴元阳关藏之处，可补肾益精、培补元气；乳房为胃经所循行，故取足三里健脾和胃、补益气血；局部取膻中、膺窗、乳根改善局部气血、疏通乳房经络。诸穴合用，能够改善乳房下垂的症状。

贴心提示

1. 注意乳房卫生，选择佩戴合适的乳罩，保护乳房，防止挤压、撞击乳房，睡觉时提倡仰卧，避免俯卧。

2. 注意乳房保健，经常做一些乳房推托按摩（取仰卧位，用左手撑托住左侧乳房底部，同时用右手掌与左手相对用力，向乳头方向合力推托 20~30 次，然后再运用相同的方法推托右侧乳房）。

3. 产后不要迅速节食减肥。

4. 可以适当的多吃如瘦肉、蛋、奶、豆类、胡萝卜、莲藕、花生、麦芽、葡萄、芝麻等食物，它们能够促进雌激素分泌增加，可使乳房更加美丽。

5. 产后如果及时进行胸部肌肉锻炼，能使乳房看上去坚挺、结实、丰满。但健胸运动不是一日之功，需要长期坚持，效果才明显。

经前期乳房胀痛

经前期乳房胀痛，大部分发生在月经前 3～5 天，严重者可在月经后两周，约排卵时出现，有些人胀痛牵连至腋下、乳头，并伴有头痛失眠、烦躁、焦虑、腰酸、下腹胀痛、排便不畅等不适。月经过后，症状可消失，如此反复发生，每月一次。

 选用穴位

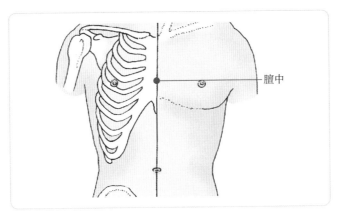

膻中

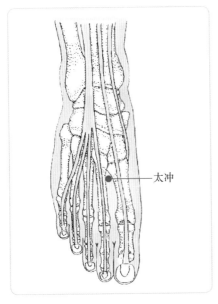

太冲

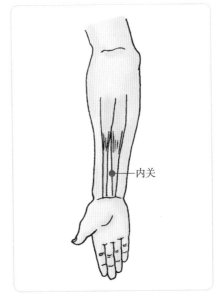

内关

拔罐方法

 拔膻中

　　仰卧位，找到膻中穴，先用手指轻轻按揉膻中穴，后用闪火法拔罐于膻中穴上，留罐10～15分钟。

拔太冲

　　仰卧位，找到太冲穴，先用手指轻轻按揉太冲穴，后用闪火法拔罐于太冲穴上，留罐10～15分钟。

拔内关

　　仰卧位，找到内关穴，先用手指轻轻按揉内关穴，后用闪火法拔罐于内关穴上，留罐10～15分钟。

疗程

　　每日1次，10次为1个疗程，疗程间休息3天。

专家点评

　　经前乳房胀痛，多因肝气郁滞、气机不畅所致，膻中为气之会穴，能调畅气机，疏郁滞、通乳络；内关为八脉交会穴，能理气宽胸；太冲为肝经原穴，能疏肝解郁、通络止痛。

贴心提示

　　1.平时注意调畅情志，移情易性，避免思虑过多，保持乐观情绪，切忌生闷气或时常发怒。

　　2.平时适当参加运动，转移注意力。

　　3.持续胀痛，或病情逐渐加重者应及时就医，以免贻误病情。

　　4.治疗本症，宜持之以恒，在经前乳胀时开始治疗，直到经来胀痛消失为止，如此调理月经3个周期，大部分的乳房胀痛都会痊愈。

痛　经

痛经是指妇女在经期及其前后，出现小腹或腰部疼痛，甚至痛及腰骶。每随月经周期而发，严重者可伴恶心呕吐、冷汗淋漓、手足厥冷，甚至昏厥，给工作及生活带来影响。目前临床常将其分为原发性和继发性两种，原发性痛经多指生殖器官无明显病变者，故又称功能性痛经，多见于青春期少女、未婚及已婚未育者，此种痛经在正常分娩后多可缓解或消失。继发性痛经则多因生殖器官有器质性病变所致。

 选用穴位

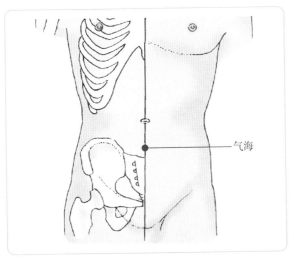

气海

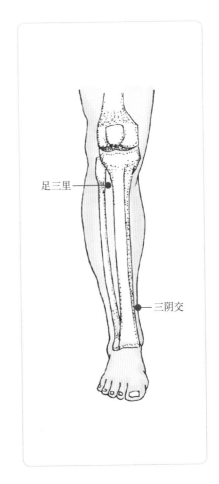

足三里

三阴交

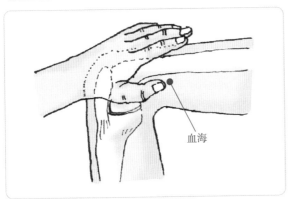

血海

拔罐方法

STEP 1 拔气海

仰卧位，找到气海穴，用闪火法拔罐于气海穴上，留罐 10～15 分钟。

STEP 2 拔血海

仰卧位，找到血海穴，用闪火法拔罐于血海穴上，留罐 10～15 分钟。

STEP 3 拔三阴交

仰卧位，找到三阴交穴，先用手指轻轻按揉三阴交穴，后用闪火法拔罐于三阴交穴上，留罐 10～15 分钟。

STEP 4 拔足三里

仰卧位，找到足三里穴，先用手指轻轻按揉足三里穴，后用闪火法拔罐于足三里穴上，留罐 10～15 分钟。

疗程

每日 1 次，10 次为 1 个疗程。连续治疗 3 个月（注：月经来潮前 10 天开始治疗，月经来潮则停止，月经过后开始治疗 10 天，每个月共治疗 20 天）。

专家点评

气海主一身之气，气行则血行，有益气生血、活血通经的作用；三阴交为足三阴经交会穴，可疏通经络、调冲任；血海行气活血化瘀，足三里为止痛要穴。四穴合用，则冲任得固，经血自调，疼痛可止。

贴心提示

1. 注意经期卫生，注意保暖，治疗期间避免进食生冷的食物，避免接触冷水，如能配合艾灸则效果更佳。

2. 清淡饮食，忌食辛辣刺激的食物。

3. 注意保持平和的心态，生活规律，月经来潮期间避免紧张焦虑。

4. 月经期间，多做自己感兴趣的事情，转移疼痛的注意力，适当进行一些力所能及的活动。

月经不调

月经不调，是指月经的期、色、量、质发生异常，并伴有其他症状者。临床表现主要有：月经先期，指月经周期提前 7 天以上，甚至 1 个月两行；月经后期，指月经周期延后 7 天以上，甚至每隔 40～50 天一行；月经先后不定期，指月经周期不定，或提前或推后；经量的明显过多或过少者，则称为月经过多或过少。

 选用穴位

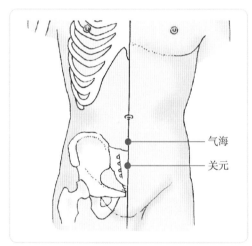

气海
关元

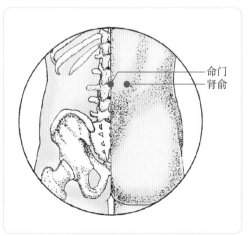

命门
肾俞

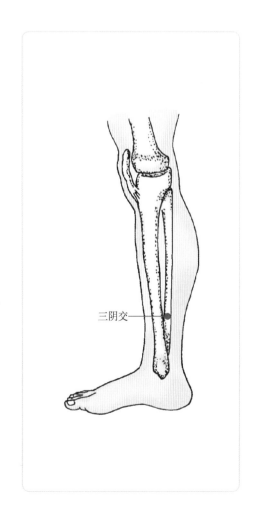

三阴交

拔罐方法

拔罐方法 1

Step 1 拔关元

仰卧位，找到关元穴，用闪火法拔罐于关元穴上，留罐 10～15 分钟。

Step 2 拔气海

仰卧位，找到气海穴，用闪火法拔罐于气海穴上，留罐 10～15 分钟。

Step 3 拔三阴交

仰卧位，找到三阴交穴，先用手指轻轻按揉三阴交穴，后用闪火法拔罐于三阴交穴上，留罐 10～15 分钟。

拔罐方法 2

Step 1 拔肾俞

俯卧位，找到肾俞穴，用闪火法拔罐于肾俞穴上，留罐 10～15 分钟。

Step 2 拔命门

俯卧位，找到命门穴，用闪火法拔罐于命门穴上，留罐 10～15 分钟。

疗程

每日 1 次，方法 1 与方法 2 交替进行，10 次为 1 个疗程。连续治疗 3 个月，待月经正常后停止。

 专家点评

月经不调，中医认为是冲任二脉经气失调所致。关元为足三阴经与任脉交会穴，有补肾固本、调理冲任之功；气海主一身之气，气行则血行，有益气生血、活血通经的作用；三阴交为足三阴经交会穴，可疏通经络、调和气血；再加肾俞、命门，补下元、调冲任，则冲任得固，经血自调。

贴心提示

1 调畅情志，保持平和的心态，舒畅气机，遇到不顺心的事应多开导自己。

2 清淡饮食，忌食辛辣刺激炙煿的食物。

3 平素注意防寒保暖，在月经前后忌用冷水。

功能性子宫出血

　　功能性子宫出血，是指经妇科检查未发现生殖器官器质性病变，而由内分泌失调所引起的子宫内膜异常出血。主要临床表现为：月经周期紊乱，经量过多，出血时间延长，淋漓不尽等。长时间出血，可出现贫血症状。

 选用穴位

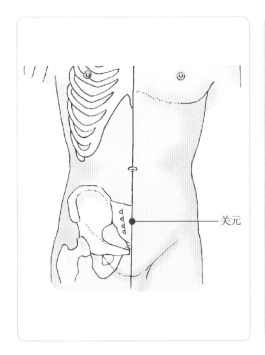

关元

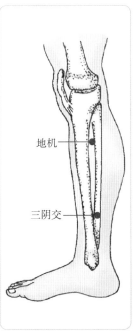

地机

三阴交

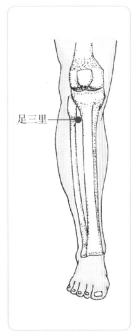

足三里

轻松拔罐 一学就会

拔罐方法

STEP 1 拔关元

仰卧位，找到关元穴，用闪火法拔罐于关元穴上，留罐 10～15 分钟。

STEP 2 拔地机

仰卧位，找到地机穴，用闪火法拔罐于地机穴上，留罐 10～15 分钟。

STEP 3 拔三阴交

仰卧位，找到三阴交穴，先用手指轻轻按揉三阴交穴，后用闪火法拔罐于三阴交穴上，留罐 10～15 分钟。

STEP 4 拔足三里

仰卧位，找到足三里穴，先用手指轻轻按揉足三里穴，后用闪火法拔罐于足三里穴上，留罐 10～15 分钟。

疗程

每日 1 次，10 次为 1 个疗程。连续治疗 3 个月，待月经正常后停止。

专家点评

关元为足三阴经与冲任的交会穴，能补肾固本、调补冲任；地机为脾经郄穴，脾主统血，是治疗妇科出血的常用效穴；三阴交为足三阴经交会穴，能疏肝健脾固肾，兼调理冲任之功；足三里为健脾和胃、培补后天的要穴。诸穴共用，可调肝、脾、肾三经，收到调补冲任、统血固摄的效果。

贴心提示

1. 反复出现功能性子宫出血的患者，应做妇科检查以明确诊断。

2. 因多次出血而导致的贫血，应及时补充铁剂。

3. 遇大量出血而出现虚脱、休克时，应及时送往医院就诊，以免贻误最佳治疗时机。

白带异常

白带，是指妇女阴道内流出的一种白色黏稠液体。白带量增多，或色、质、气味异常，并伴有腰膝酸软等全身症状者，称为白带异常。

 选用穴位

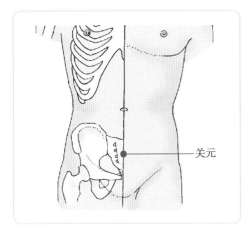

关元

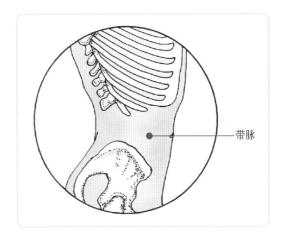

带脉

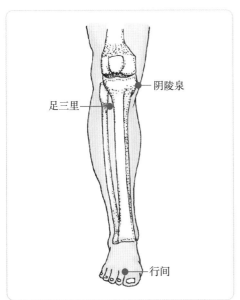

阴陵泉

足三里

行间

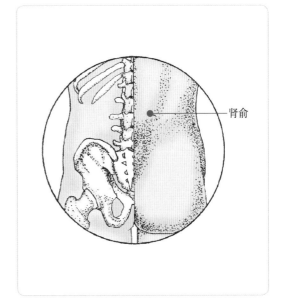

肾俞

拔罐方法

Step 1 拔带脉

仰卧位，找到带脉穴，用闪火法拔罐于带脉穴上，留罐 10 ~ 15 分钟。

Step 2 拔关元

仰卧位，找到关元穴，用闪火法拔罐于关元穴上，留罐 10 ~ 15 分钟。

Step 3 拔阴陵泉

仰卧位，找到阴陵泉穴，先用手指轻轻按揉阴陵泉穴，后用闪火法拔罐于阴陵泉穴上，留罐 10 ~ 15 分钟。

Step 4 拔足三里

仰卧位，找到足三里穴，先用手指轻轻按揉足三里穴，后用闪火法拔罐于足三里穴上，留罐 10 ~ 15 分钟。

腰膝酸软者拔肾俞

俯卧位，找到肾俞穴，用闪火法拔罐于肾俞穴上，留罐 10 ~ 15 分钟。

带下色黄黏稠者拔行间

仰卧位，找到行间穴，先用手指轻轻按揉行间穴，后用闪火法拔罐于行间穴上，留罐 10 ~ 15 分钟。

疗程

每日 1 次，10 次为 1 个疗程。疗程间休息 3 天。

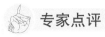 专家点评

带脉为足少阳经与带脉交会穴，能固摄经气、调经止带；关元为足三阴经和任脉的交会穴，为先天元气之所聚，能调理冲任、健脾固肾；阴陵泉为脾经下合穴，可健脾化浊止带；足三里为强壮要穴，可健脾渗湿；再根据不同症状加用肾俞温补肾气，行间清肝泻热，诸穴共用，共奏利湿化浊止带之功。

 贴心提示

1.久病带下，应及时进行妇科检查，以明确病因。

2.注意卫生，清洗内衣应使用专用的浴盆，每日用温水清洗外阴，保持外阴清洁，防止再次感染，必要时夫妻应同时治疗。

3.避免穿紧身的内裤，内裤应选用纯棉之品，以柔软舒适为佳。

4.清淡饮食，多进食新鲜蔬菜、水果及补肾健脾之品如山药、茯苓、枸杞等，避免进食辛辣刺激之品。

更年期综合征

更年期综合征，是指妇女在绝经前后（45~55岁）出现的以自主神经功能紊乱为主要表现的症候群。主要症状为：月经紊乱、烦躁易怒、烘热汗出、心悸失眠、头晕耳鸣、健忘多疑、倦怠无力，甚至情志失常，症状或轻或重，持续时间或长或短，因人而异。

 选用穴位

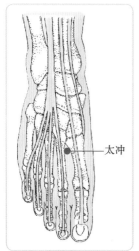

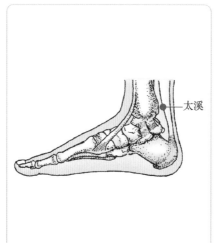

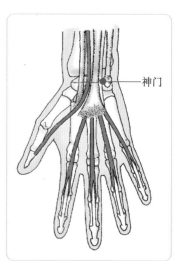

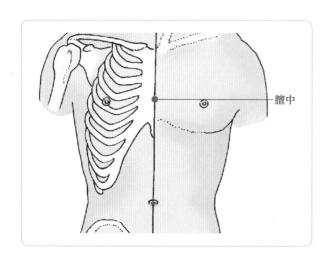

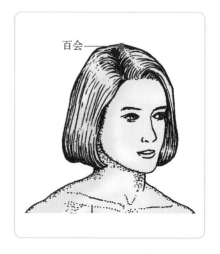

拔罐方法

Step 1 拔太溪

仰卧位，找到太溪穴，用闪火法拔罐于太溪穴上，留罐 10 ~ 15 分钟。

Step 2 拔太冲

仰卧位，找到太冲穴，用闪火法拔罐于太冲穴上，留罐 10 ~ 15 分钟。

Step 3 拔神门

仰卧位，找到神门穴，用闪火法拔罐于神门穴上，留罐 10 ~ 15 分钟。

Step 4 拔百会

仰卧位，找到百会穴，先用手指轻轻按揉百会穴，后用闪火法拔罐于百会穴上，留罐 10 ~ 15 分钟。

Step 5 拔膻中

仰卧位，找到膻中穴，先用手指轻轻按揉膻中穴，后用闪火法拔罐于膻中穴上，留罐 10 ~ 15 分钟。

疗程

每日 1 次，10 次为 1 个疗程。疗程间休息 3 天。

 专家点评

太溪为肾经原穴，太冲为肝经原穴，两穴合用，可滋水涵木、平肝潜阳；神门为心经原穴，能养心安神；百会为督脉与足太阳之会，可镇静安神，又能治头目晕眩；气会膻中能宽胸理气，调畅一身气机。诸穴合用，使气机调畅，阴阳、气血协调则脏腑安康。

贴心提示

1 规律作息，保证充足的睡眠，避免各种不良刺激，进行适当的运动。

2 更年期是妇女从性成熟期进入老年期的一个过渡时期，应该解除思想顾虑，正确对待。

3 症状较重者应配合心理治疗和药物治疗。

悄然解决男人"不能说的痛"

阳 痿

　　阳痿，是指男子未临性功能衰退时期，出现阴茎不能勃起或举而不坚，不能进行正常性生活的一种病证。阳痿可由多种病因引起，如神经系统功能失常、生殖器官器质性病变、肿瘤、炎症、损伤等。

 选用穴位

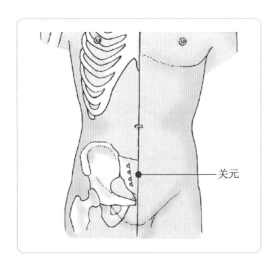

关元

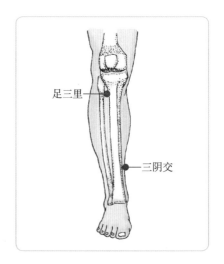

足三里

三阴交

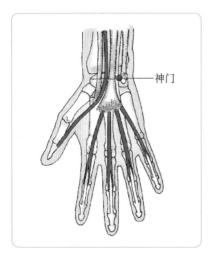

神门

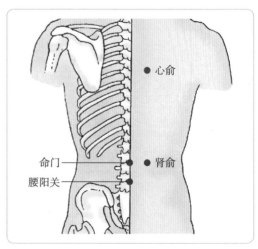

心俞

命门

肾俞

腰阳关

拔罐方法

拔罐方法 1

1 拔关元

仰卧位，找到关元穴，用闪火法拔罐于关元穴上，留罐 10 ~ 15 分钟。

2 拔三阴交

仰卧位，找到三阴交穴，用闪火法拔罐于三阴交穴上，留罐 10 ~ 15 分钟。

3 拔足三里

仰卧位，找到足三里穴，用闪火法拔罐于足三里穴上，留罐 10 ~ 15 分钟。

4 拔神门

仰卧位，找到神门穴，用闪火法拔罐于神门穴上，留罐 10 ~ 15 分钟。

拔罐方法 2

1 拔肾俞

俯卧位，找到肾俞穴，用闪火法拔罐于肾俞穴上，留罐 10 ~ 15 分钟。

2 拔心俞

俯卧位，找到心俞穴，用闪火法拔罐于心俞穴上，留罐 10 ~ 15 分钟。

3 拔腰阳关

俯卧位，找到腰阳关穴，用闪火法拔罐于腰阳关穴上，留罐 10 ~ 15 分钟。

4 拔命门

俯卧位，找到命门穴，用闪火法拔罐于命门穴上，留罐 10 ~ 15 分钟。

疗程

每日1次，两种方法交替进行，10次为1个疗程，疗程间休息3天。

 专家点评

关元为任脉与足三阴经的交会穴，三阴交是肝脾肾三经的交会穴，肾藏精而主生殖，两穴合用可培元固本、益肾助阳；足三里可健脾和胃、补气养血；神门为心经原穴，能养心安神；心俞、肾俞可补心益气，振奋肾之元气；命门与腰阳关合用，有益肾壮阳、温阳散寒、鼓动命门之火之功。

 贴心提示

1. 发病后应及时就医，明确病因。
2. 拔罐治疗的同时，配合艾灸疗效会更好。
3. 舒畅情志，做好患者的思想工作。
4. 治疗期间，尽量不要行房事。
5. 均衡饮食，戒烟限酒。

遗　精

遗精，是指在无性生活的状态下，精液自行外泄的一种男性性功能障碍性疾病。其中有梦而遗者，名为"梦遗"；无梦而遗，甚至清醒时精液流出者，名为"滑精"。正常未婚男子或婚后夫妻分居者，每月遗精 1 ~ 2 次，属正常生理现象。如未婚成年男子，每周遗精 2 次以上，或已婚有正常性生活却经常发生遗精，则为病理状态。

 选用穴位

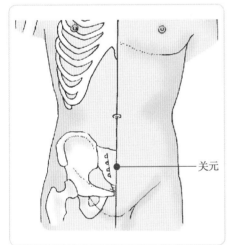

关元

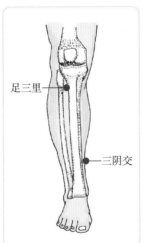

足三里

三阴交

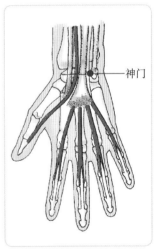

神门

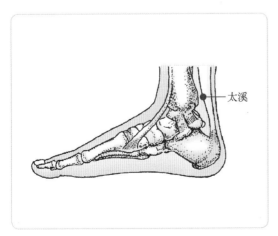

太溪

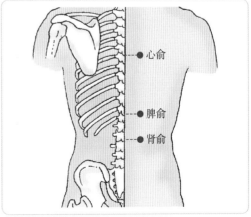

心俞

脾俞

肾俞

拔罐方法

拔罐方法 1

1 拔关元

仰卧位，找到关元穴，用闪火法拔罐于关元穴上，留罐 10 ~ 15 分钟。

2 拔三阴交

仰卧位，找到三阴交穴，用闪火法拔罐于三阴交穴上，留罐 10 ~ 15 分钟。

3 拔足三里

仰卧位，找到足三里穴，用闪火法拔罐于足三里穴上，留罐 10 ~ 15 分钟。

4 拔神门

仰卧位，找到神门穴，用闪火法拔罐于神门穴上，留罐 10 ~ 15 分钟。

5 拔太溪

仰卧位，找到太溪穴，用闪火法拔罐于太溪穴上，留罐 10 ~ 15 分钟。

拔罐方法 2

1 拔肾俞

俯卧位，找到肾俞穴，用闪火法拔罐于肾俞穴上，留罐 10 ~ 15 分钟。

2 拔心俞

俯卧位，找到心俞穴，用闪火法拔罐于心俞穴上，留罐 10 ~ 15 分钟。

3 拔脾俞

俯卧位，找到脾俞穴，用闪火法拔罐于脾俞穴上，留罐 10 ~ 15 分钟。

疗程

　　每日 1 次，两种方法交替进行，10 次为 1 个疗程，疗程间休息 3 天。

 专家点评

　　太溪为肾经原穴，神门为心经原穴，两穴合用，可使心火下降以温肾水，肾水上承以济心火，起到交通心肾的作用；足三里健脾和胃以资气血生化之源；三阴交补益肝肾，固精止遗；关元温补下元以固精室，与肾俞相配可益肾壮阳、培元固本；心俞、脾俞合用，可健脾养心，使脾运得健，心神得安。

贴心提示

1 放松心情，注意心神调摄，不要看黄色书刊、录像，不要手淫。

2 多参加有益的文体活动，转移注意力，婚后保持正常的性生活规律。

3 清淡饮食，勿过多进食辛辣刺激性食物，戒烟限酒。

4 宜穿宽松透气性好的内裤。

早 泄

早泄，是指在性交时阴茎尚未插入阴道或刚接触阴道即行射精，不能进行正常性生活的一种病证，常伴有头晕耳鸣、腰膝酸软、失眠多梦、精神不振等症状。

 选用穴位

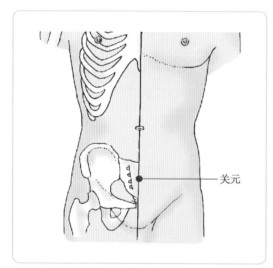
关元

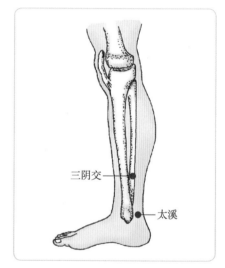
三阴交
太溪

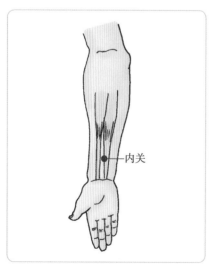
内关

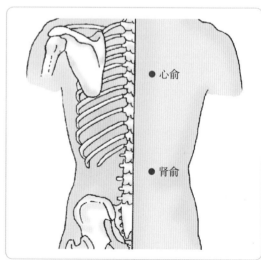
心俞
肾俞

拔罐方法

拔罐方法 1

1 拔关元

仰卧位，找到关元穴，用闪火法拔罐于关元穴上，留罐 10 ~ 15 分钟。

2 拔三阴交

仰卧位，找到三阴交穴，用闪火法拔罐于三阴交穴上，留罐 10 ~ 15 分钟。

3 拔内关

仰卧位，找到内关穴，用闪火法拔罐于内关穴上，留罐 10 ~ 15 分钟。

4 拔太溪

仰卧位，找到太溪穴，用闪火法拔罐于太溪穴上，留罐 10 ~ 15 分钟。

拔罐方法 2

1 拔肾俞

俯卧位，找到肾俞穴，用闪火法拔罐于肾俞穴上，留罐 10 ~ 15 分钟。

2 拔心俞

俯卧位，找到心俞穴，用闪火法拔罐于心俞穴上，留罐 10 ~ 15 分钟。

疗程

每日 1 次，两种方法交替进行，10 次为 1 个疗程，疗程间休息 3 天。

专家点评

　　肾俞、关元共用，可补元气、壮肾阳，以固摄精关；内关宽胸理气，与心俞合用，可补养心血、养心安神；三阴交振奋肾气，与太溪合用，可滋养肾精，以填精固本。诸穴合用，肾气得补、精关得固。

 贴心提示

1. 女方应多加关心、体贴男方，消除男方的心理负担。
2. 放松心情，积极配合治疗，治疗期间应节制房事。
3. 配合针灸治疗，使针感下达会阴处，疗效会更佳。

不 育

不育，是指育龄夫妻同居两年以上，性生活正常，又未采取任何避孕措施，由于男方的原因，导致女方不能受孕者。

 选用穴位

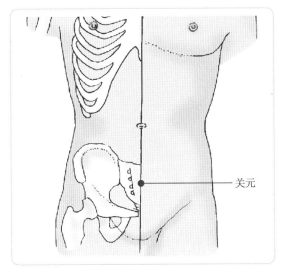

关元

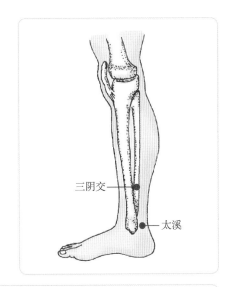

三阴交

太溪

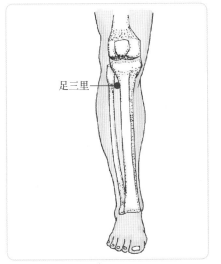

足三里

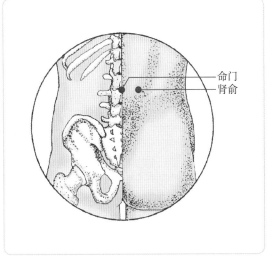

命门
肾俞

拔罐方法

拔罐方法 1

1 拔关元

仰卧位，找到关元穴，用闪火法拔罐于关元穴上，留罐 10 ~ 15 分钟。

2 拔三阴交

仰卧位，找到三阴交穴，用闪火法拔罐于三阴交穴上，留罐 10 ~ 15 分钟。

3 拔足三里

仰卧位，找到足三里穴，用闪火法拔罐于足三里穴上，留罐 10 ~ 15 分钟。

4 拔太溪

仰卧位，找到太溪穴，用闪火法拔罐于太溪穴上，留罐 10 ~ 15 分钟。

拔罐方法 2

1 拔肾俞

俯卧位，找到肾俞穴，用闪火法拔罐于肾俞穴上，留罐 10 ~ 15 分钟。

2 拔命门

俯卧位，找到命门穴，用闪火法拔罐于命门穴上，留罐 10 ~ 15 分钟。

疗程

每日 1 次，两种方法交替进行，10 次为 1 个疗程，疗程间休息 3 天。

专家点评

　　关元为任脉与足三阴经的交会穴，能大补元气、振奋肾气，与肾俞、命门合用，可补肾固精，培补命门之火；足三里为胃经合穴，能健脾和胃，补气养血，以后天培补先天，使生精有源；太溪为肾经原穴，为滋补肾阴之要穴。

贴心提示

　　1. 患有不育症，应及时就医明确病因，拔罐只是该病的辅助疗法。

　　2. 保持心情舒畅，女方多关心、体贴男方，减轻男方的心理负担。

　　3. 宜进清淡而富有营养的饮食，戒烟限酒。

　　4. 治疗期间应清心寡欲，节制房事。

前列腺炎

前列腺炎，是指前列腺特异性和非特异感染所致的急慢性炎症，从而引起的全身或局部症状，主要临床表现为：会阴、肛门处的坠胀不适，尿道、会阴部的疼痛或向腰骶部放射，性欲减退，或伴有头晕、失眠、乏力等。

 选用穴位

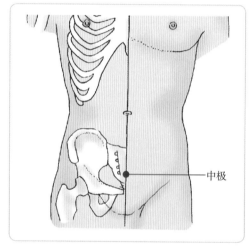

中极

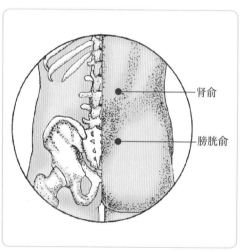

肾俞

膀胱俞

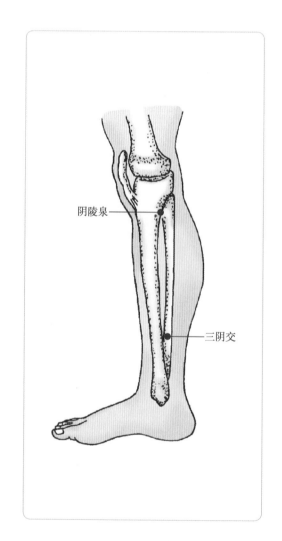

阴陵泉

三阴交

拔罐方法

拔罐方法 1

Step 1 拔中极

仰卧位，找到中极穴，用闪火法拔罐于中极穴上，留罐 10 ~ 15 分钟。

Step 2 拔阴陵泉

仰卧位，找到阴陵泉穴，用闪火法拔罐于阴陵泉穴上，留罐 10 ~ 15 分钟。

Step 3 拔三阴交

仰卧位，找到三阴交穴，用闪火法拔罐于三阴交穴上，留罐 10 ~ 15 分钟。

拔罐方法 2

Step 1 拔肾俞

俯卧位，找到肾俞穴，用闪火法拔罐于肾俞穴上，留罐 10 ~ 15 分钟。

Step 2 拔膀胱俞

俯卧位，找到膀胱俞穴，用闪火法拔罐于膀胱俞穴上，留罐 10 ~ 15 分钟。

疗程

每日 1 次，两种方法交替进行，10 次为 1 个疗程，疗程间休息 3 天。

专家点评

肾藏精、主生殖，开窍于前后二阴，取肾俞强腰补肾止痛，与三阴交相配，有壮元阳、助运化、利水湿的作用；膀胱俞与中极为俞募相配，有清热利湿的作用；阴陵泉为脾经合穴，可健脾利湿、益肾利小便，促湿毒排出。

贴心提示

1. 清淡饮食，勿食辛辣刺激性食物，多进食新鲜的蔬菜、水果。

2. 按时作息，性生活要有节制，避免房事过度。

3. 改善会阴部的血液循环，避免穿牛仔裤等紧身的衣裤，不要长时间骑车或久坐，以免压迫前列腺。

前列腺增生

前列腺增生，又称前列腺肥大，是老年男性的常见疾病，主要症状为：尿频、尿急、排尿困难、尿延迟、尿等待、尿线无力、尿流中断、尿意不尽感，严重时可出现尿失禁、血尿，甚至尿潴留。

 选用穴位

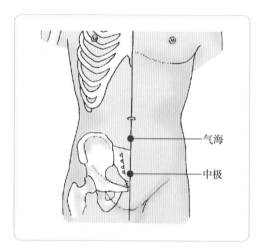

气海
中极

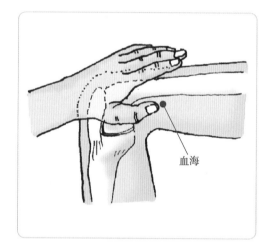

血海

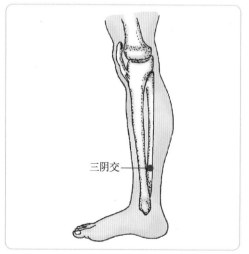

三阴交

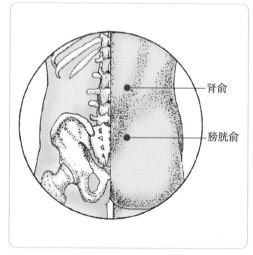

肾俞
膀胱俞

拔罐方法

拔罐方法 1

1 拔中极

仰卧位，找到中极穴，用闪火法拔罐于中极穴上，留罐 10~15 分钟。

2 拔气海

仰卧位，找到气海穴，用闪火法拔罐于气海穴上，留罐 10~15 分钟。

3 拔血海

仰卧位，找到血海穴，用闪火法拔罐于血海穴上，留罐 10~15 分钟。

4 拔三阴交

仰卧位，找到三阴交穴，用闪火法拔罐于三阴交穴上，留罐 10~15 分钟。

拔罐方法 2

1 拔肾俞

俯卧位，找到肾俞穴，用闪火法拔罐于肾俞穴上，留罐 10~15 分钟。

2 拔膀胱俞

俯卧位，找到膀胱俞穴，用闪火法拔罐于膀胱俞穴上，留罐 10~15 分钟。

疗程

每日 1 次，两种方法交替进行，10 次为 1 个疗程，疗程间休息 3 天。

专家点评

　　肾为先天之本，主生殖，选肾俞补肾固精，与三阴交相配，有壮元阳、助运化、利水湿的作用；血海可活血化瘀、软坚散结、疏经通络；气海可益气补肾助阳；膀胱俞与中极为俞募相配，有调理脏腑气机、清热利湿的作用。诸穴合用，使脏腑气机条畅，瘀消坚散。

 贴心提示

　　1.定期规律的去医院检查，防止癌变。

　　2.清淡饮食，戒烟限酒，不要过食肥甘厚腻。

　　3.保持良好的心态，积极配合治疗。

　　4.保持会阴部的清洁，勤换内裤，避免感染。

　　5.配合针灸治疗，使针感下达会阴部，疗效会更好。

守护宝贝健康

小儿高热

小儿高热，是指小儿体温超过 39℃。主要症状为：怕冷、发热、周身不适、咳嗽、鼻塞流涕、烦躁不安或嗜睡，甚至引起抽搐。常见的原因主要为感染、脱水、过敏等。

 选用穴位

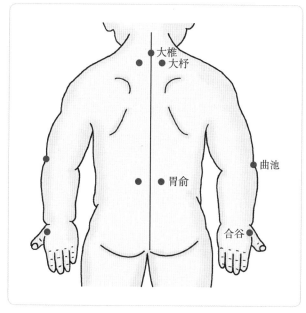

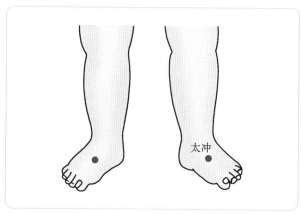

拔罐方法

拔罐方法 1

Step 1 拔大椎

坐位，找到大椎穴，先用手指轻轻按揉大椎穴，后用闪火法拔罐于大椎穴上，留罐 5 分钟。

Step 2 拔合谷

坐位，找到合谷穴，先用手指轻轻按揉合谷穴，后用闪火法拔罐于合谷穴上，留罐 5 分钟。

Step 3 拔曲池

坐位，找到曲池穴，先用手指轻轻按揉曲池穴，后用闪火法拔罐于曲池穴上，留罐 5 分钟。

Step 4 拔太冲

坐位，找到太冲穴，先用手指轻轻按揉太冲穴，后用闪火法拔罐于太冲穴上，留罐 5 分钟。

拔罐方法 2

俯卧位，找到足太阳膀胱经的大杼穴和胃俞穴，在皮肤上涂抹一层按摩油，来回在大杼穴和胃俞穴之间走罐，直到皮肤潮红。

疗程

两种方法交替进行，每日 3~5 次。

专家点评

　　大椎穴为督脉与三阳经之会，有清热解表、清肺平喘、镇静安神之功；曲池为大肠经合穴，既解表热又散里热，主治一切热病；合谷、太冲两穴合用，称为四关穴，可清热解表、平肝息风；足太阳膀胱经主一身之表，可宣散一身阳热。

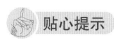 **贴心提示**

　　1. 拔罐是治疗小儿高热的辅助疗法，小儿出现高热应立即就医，避免出现高热惊厥。

　　2. 注意保暖，切不可让小儿着凉；患儿衣着要舒适，切忌采用捂被子发汗的办法。

　　3. 室内空气要保持流通。

　　4. 鼓励患儿多饮水，保持口舌滋润，小便通畅。

　　5. 注意营养，饮食宜清淡易于消化，不要随意忌口，可多吃点水果，如西瓜，既能补充水分、糖分和维生素，又有清热的功效，此外还应注意保持大便通畅。

小儿顿咳

小儿顿咳，是指小儿阵发性痉挛性咳嗽，咳后有鸡鸣样的回声，最后倾吐痰沫而止的一种病症，病程较长，可持续 2～3 个月以上，又称为"百日咳"。

 ## 选用穴位

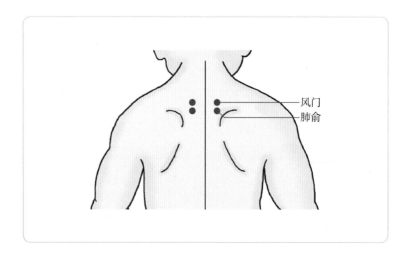

风门
肺俞

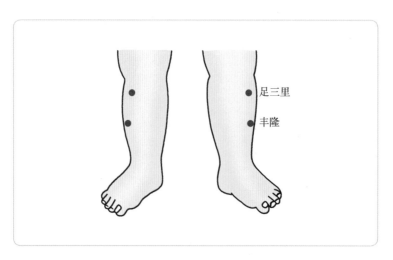

足三里

丰隆

拔罐方法

①　拔肺俞

坐位，找到肺俞穴，先用手指轻轻按揉肺俞穴，后用闪火法拔罐于肺俞穴上，留罐5分钟。

②　拔风门

坐位，找到风门穴，先用手指轻轻按揉风门穴，后用闪火法拔罐于风门穴上，留罐5分钟。

③　拔丰隆

坐位，找到丰隆穴，先用手指轻轻按揉丰隆穴，后用闪火法拔罐于丰隆穴上，留罐5分钟。

④　拔足三里

坐位，找到足三里穴，先用手指轻轻按揉足三里穴，后用闪火法拔罐于足三里穴上，留罐5分钟。

疗程

每日1次，10次为1个疗程。

 专家点评

肺俞为肺脏的背俞穴，可宣肺止咳；风门能祛风解表；丰隆可健脾化痰止咳；足三里能健脾和胃。四穴合用，共奏宣肺解表、健脾益肺之功。

 贴心提示

1 防寒保暖，避免着凉，保持室内空气流通，远离人群，避免传染。

2 及时打疫苗，开展好预防工作。

3 小儿皮肤娇嫩，留罐时间不宜过长，拔罐期间应注意观察局部皮肤。

小儿痿证

小儿痿证，是指小儿由于感受时邪疫毒或多种原因造成脑实质的损害，或某些遗传性疾病导致小儿运动功能障碍、肢体瘫痪，继而出现肌肉萎缩、关节畸形等症。多见于现代医学的脊髓灰质炎后遗症、脑性瘫痪、进行性肌营养不良等。

 选用穴位

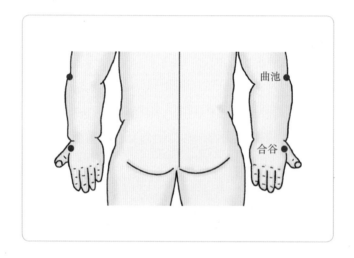

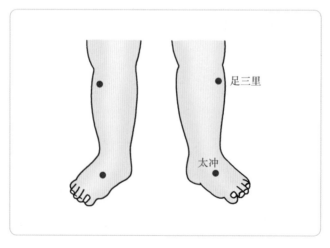

拔罐方法

拔罐方法 1

1　拔曲池

仰卧位，找到曲池穴，先用手指轻轻按揉曲池穴，后用闪火法拔罐于曲池穴上，留罐 5 分钟。

2　拔足三里

仰卧位，找到足三里穴，先用手指轻轻按揉足三里穴，后用闪火法拔罐于足三里穴上，留罐 5 分钟。

3　拔合谷

仰卧位，找到合谷穴，先用手指轻轻按揉合谷穴，后用闪火法拔罐于合谷穴上，留罐 5 分钟。

4　拔太冲

仰卧位，找到太冲穴，先用手指轻轻按揉太冲穴，后用闪火法拔罐于太冲穴上，留罐 5 分钟。

拔罐方法 2

1　督脉走罐

俯卧位，找到督脉，在督脉上涂上一层按摩油，用闪火法将火罐拔于督脉上，沿督脉来回走罐，以局部皮肤潮红为度。

2　膀胱经走罐

俯卧位，找到膀胱经，在膀胱经上涂上一层按摩油，用闪火法将火罐拔于膀胱经上，沿膀胱经来回走罐，以局部皮肤潮红为度。

疗程

　　每日1次，两种方法交替进行，10次为1个疗程，疗程间休息3天，坚持治疗3个月。

 专家点评

　　《黄帝内经》曰："治痿独取阳明。"阳明经多气多血，故取手足阳明经合穴足三里、曲池，健脾和胃、补气养血、濡养宗筋；合谷、太冲合用，又称为"开四关"，可通调经气、濡养筋骨；在督脉、膀胱经上走罐，能疏通经脉、通调脏腑，补益气血。

贴心提示

　　1.中医治疗本病有很好的疗效，若配合针灸治疗，疗效会更好。

　　2.本病发现后应及早治疗，并配合语言、功能锻炼以提高疗效，鼓励患儿坚持锻炼。

　　3.注意饮食营养，营造轻松愉快的生活学习环境。

小儿腹泻

　　小儿腹泻，是婴幼儿的常见病、多发病，主要症状为大便次数增多，粪质稀薄，或如水样，常伴有纳差、恶寒喜暖、发热、腹痛、形体消瘦、神疲倦怠等。

 选用穴位

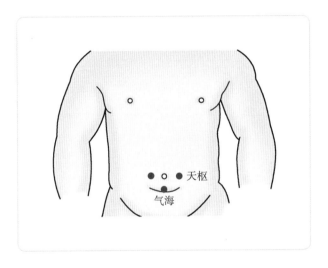

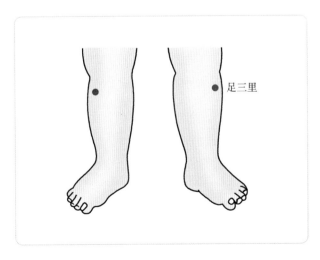

拔罐方法

Step 1 拔天枢

仰卧位，找到天枢穴，用闪火法拔罐于天枢穴上，留罐 5 分钟。

Step 2 拔足三里

仰卧位，找到足三里穴，先用手指轻轻按揉足三里穴，后用闪火法拔罐于足三里穴上，留罐 5 分钟。

Step 3 拔气海

仰卧位，找到气海穴，用闪火法拔罐于气海穴上，留罐 5 分钟。

疗程

每日 2～3 次，连续 3 天。慢性腹泻，可适当延长治疗时间。

专家点评

天枢，为大肠募穴，与足三里相配可通肠导滞、和中止泻，主治小儿腹泻；气海能补脾肾之气，清热除湿，可治脘腹胀满、大便不利、泄泻，与上两穴相配，主治久泻久痢。

贴心提示

1. 除上述疗法外，还可在神阙穴实施隔姜灸。
2. 注意保暖，防止婴幼儿腹部着凉。
3. 注意饮食卫生，不进食直接从冰箱里拿出的食物，预防感染性腹泻。
4. 清淡饮食，不应给小儿进食过于油腻的食物，多饮水以防脱水。

小儿厌食

小儿厌食，是指小儿较长时间食欲不振、厌恶进食，可伴有大便不调、面色无华、形体偏瘦等症状。

 选用穴位

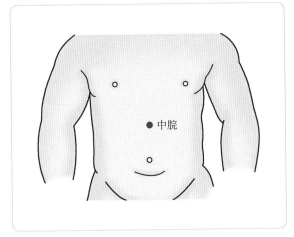

中脘

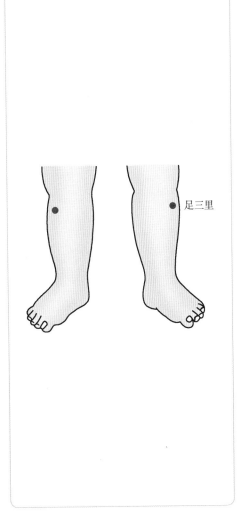

足三里

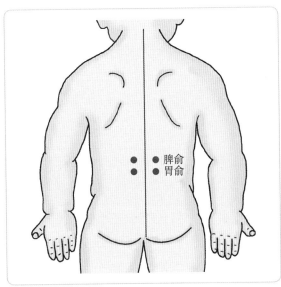

脾俞
胃俞

拔罐方法

拔罐方法 1

Step 1 拔中脘

仰卧位，找到中脘穴，用闪火法拔罐于中脘穴上，留罐 5 分钟。

Step 2 拔足三里

仰卧位，找到足三里穴，先用手指轻轻按揉足三里穴，后用闪火法拔罐于足三里穴上，留罐 5 分钟。

拔罐方法 2

Step 1 拔脾俞

俯卧位，找到脾俞穴，用闪火法拔罐于脾俞穴上，留罐 5 分钟。

Step 2 拔胃俞

俯卧位，找到胃俞穴，用闪火法拔罐于胃俞穴上，留罐 5 分钟。

疗程

每日 1 次，方法 1 和方法 2 交替进行，10 次为 1 个疗程，疗程间隔 3 天。

专家点评

中脘可消食导滞、健脾和中；足三里可调理肠胃、理气和中；脾俞、胃俞合用，补益脾胃之气，恢复健运之功能。

贴心提示

1.规律饮食是预防和治疗本病的重要方法，小儿喂养应定时定量，不宜过饥过饱。

2.饮食应清淡、易消化而富有营养，不宜过食生冷、油腻之品，防止小儿偏食。

3.小儿患病后，应及时就医，明确病因。

小儿疳积

小儿疳积，是小儿由于喂养不当或某些疾病导致的一种慢性营养不良症，主要症状为：面黄肌瘦、发黄稀疏、精神衰疲、腹部胀大、青筋暴露，并伴有饮食异常。

 选用穴位

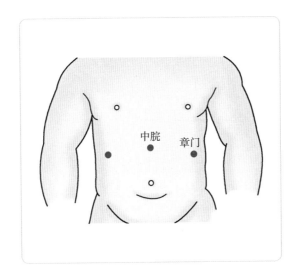

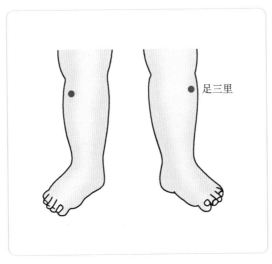

拔罐方法

拔罐方法 1

Step 1 拔中脘

仰卧位，找到中脘穴，用闪火法拔罐于中脘穴上，留罐 5 分钟。

Step 2 拔足三里

仰卧位，找到足三里穴，先用手指轻轻按揉足三里穴，后用闪火法拔罐于足三里穴上，留罐 5 分钟。

Step 3 拔章门

仰卧位，找到章门穴，用闪火法拔罐于章门穴上，留罐 5 分钟。

拔罐方法 2

Step 1 督脉走罐

俯卧位，找到督脉，在督脉上涂上一层按摩油，用闪火法将火罐拔于督脉上，沿督脉来回走罐，以局部皮肤潮红为度。

Step 2 膀胱经走罐

俯卧位，找到膀胱经，在膀胱经上涂上一层按摩油，用闪火法将火罐拔于膀胱经上，沿膀胱经来回走罐，以局部皮肤潮红为度。

疗程

每日 1 次，方法 1 和方法 2 交替进行，10 次为 1 个疗程，疗程间休息 3 天。

专家点评

　　脾胃为后天之本，故取中脘、足三里调理脾胃，以益气血生化之源；章门为脾募穴，能健脾和胃；调理督脉、膀胱经，能通调脏腑，补益气血。

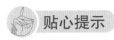 **贴心提示**

1. 小儿喂养要定时、定量、定质，应给予清淡而富有营养的食物。
2. 注意饮食调理，不可养成偏食、挑食的习惯。
3. 注意饮食卫生，预防各种肠道传染病和寄生虫病。
4. 经常带小儿进行户外活动，呼吸新鲜空气，多晒太阳，增强体质。

小儿遗尿

小儿遗尿，是指3周岁以上的小儿在睡眠中小便自遗、醒后方觉的一种疾病，俗称"尿床"。

 选用穴位

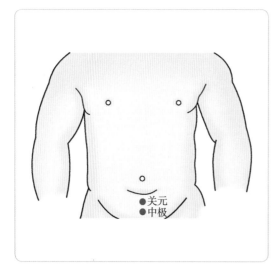

●关元
●中极

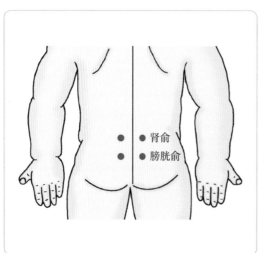

●● 肾俞
●● 膀胱俞

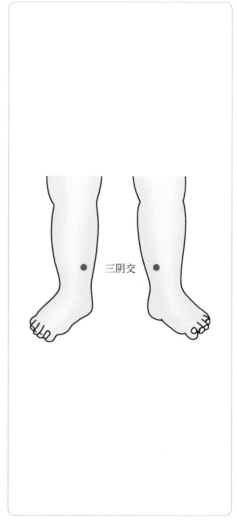

三阴交

拔罐方法

拔罐方法 1

1 拔关元

仰卧位，找到关元穴，用闪火法拔罐于关元穴上，留罐 5～10 分钟。

2 拔中极

仰卧位，找到中极穴，用闪火法拔罐于中极穴上，留罐 5～10 分钟。

3 拔三阴交

仰卧位，找到三阴交穴，用闪火法拔罐于三阴交穴上，留罐 5～10 分钟。

拔罐方法 2

1 拔肾俞

俯卧位，找到肾俞穴，用闪火法拔罐于肾俞穴上，留罐 5～10 分钟。

2 拔膀胱俞

俯卧位，找到膀胱俞，用闪火法拔罐于膀胱俞穴上，留罐 5～10 分钟。

疗程

每日 1 次，两种方法交替进行，10 次为 1 个疗程，疗程间休息 3 天。

专家点评

关元与肾俞合用，可补肾益气、固摄下元；中极为膀胱的腹募穴，与膀胱俞合用，为俞募相配，可振奋膀胱之气，恢复其气化功能；三阴交为足三阴经的交会穴，可疏肝健脾、益气固肾，助膀胱气化正常。

贴心提示

1. 家长要密切配合医生治疗，晚上要控制患儿的饮水量。

2. 睡前排空小便，晚上应定时叫醒患儿起来小便，使其逐渐养成自觉起床小便的习惯。

3. 家长要多关心、开导患儿，消除患儿紧张自卑的情绪，树立战胜疾病的信心和勇气。

小儿多动症

小儿多动症，又称为儿童多动综合征，是一种常见的儿童行为异常问题。这类患儿的智能正常或基本正常，但临床上表现为与其智力水平不相称的活动过度、注意力涣散、情绪不稳定和任性、冲动，以及在学习、行为及情绪方面有缺陷，以致影响学习成绩，在家庭及学校均难与人相处，日常生活中使家长和老师感到困难。

 选用穴位

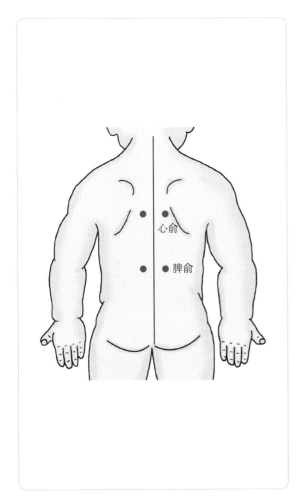

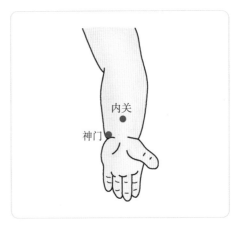

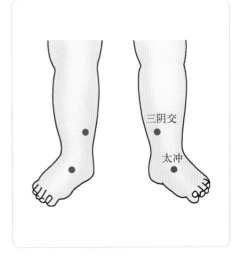

拔罐方法

Step 1 拔脾俞

俯卧位，找到脾俞穴，用闪火法拔罐于脾俞穴上，留罐5～10分钟。

Step 2 拔心俞

俯卧位，找到心俞穴，用闪火法拔罐于心俞穴上，留罐5～10分钟。

Step 3 拔三阴交

俯卧位，找到三阴交穴，用闪火法拔罐于三阴交穴上，留罐5～10分钟。

Step 4 拔内关

俯卧位，找到内关穴，用闪火法拔罐于内关穴上，留罐5～10分钟。

Step 5 拔神门

俯卧位，找到神门穴，用闪火法拔罐于神门穴上，留罐5～10分钟。

Step 6 拔太冲

俯卧位，找到太冲穴，用闪火法拔罐于太冲穴上，留罐5～10分钟。

疗程

每日1次，10次为1个疗程，疗程间休息3天。

专家点评

脾俞、心俞为脾、心的背俞穴，两穴合用能健脾补心、益气养血；神门为心经原穴，与内关合用能镇静宁心安神；三阴交为肝、脾、肾三经的交会穴，有补益肝脾肾之功；太冲为肝经原穴，可疏肝理气、通调一身气机。诸穴合用，使心神得养、肝肾得补、气机通畅，多动可止。

贴心提示

1. 家长、学校、社会应多关心患儿，在积极进行治疗的同时，应加强教育、诱导、心理治疗及行为纠正。

2. 健康合理的饮食，避免食用含铅量多的食物，如贝类、皮蛋、爆米花等，尽量少食含铝多的食物，如油条、油饼等。

3. 少进食糖类、脂肪，适量多进食鱼类以及富含铁、锌和蛋白质的食物，如鸡蛋、牛奶等。